第2版

高齢者施設の リハビリテーション

編集
出田めぐみ
鼓　太志

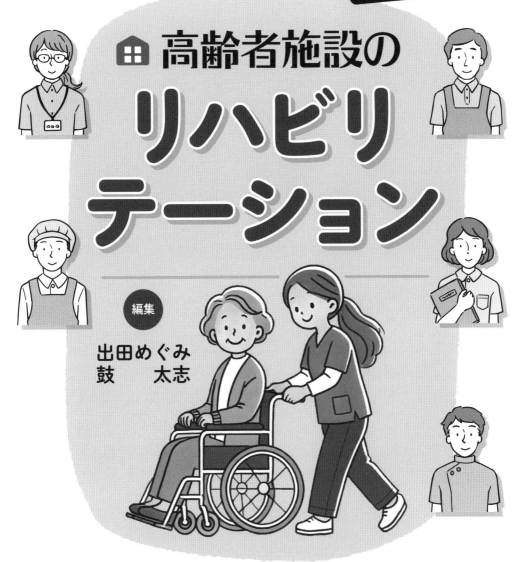

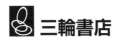
三輪書店

執筆者一覧

■編集・執筆

出田めぐみ　大和大学白鳳短期大学部 総合人間学科 リハビリテーション学専攻 作業療法学課程 教授（作業療法士）

鼓　太志　社会福祉法人博寿会 介護老人保健施設 てんとう虫 施設部長（作業療法士）

■執筆（掲載順）

鼓　美紀　大和大学白鳳短期大学部 総合人間学科 リハビリテーション学専攻 作業療法学課程 講師（作業療法士）

明道知巳　西の京病院 リハビリテーション科 技士長（理学療法士）

藤井有里　関西福祉科学大学 リハビリテーション学科 作業療法学専攻 准教授（作業療法士）

北川まさ美　社会福祉法人邦寿会 総合福祉施設 どうみょうじ高殿苑（歯科衛生士）

西井正樹　大阪人間科学大学 保健医療学部 作業療法学科 教授（作業療法士）

初版　執筆者一覧

監修 松下起士／編集委員 出田めぐみ 小滝治美 藤井達也 南本澄子 米永まち子／編集委員長 出田めぐみ／著者 浅井真理 米永まち子 稲本弥香 出田めぐみ 太田由香子 鐘江俊一 笠井ともこ 久野裕子 倉沢茂樹 小滝治美 四方照美 下原康秀 高野吉朗 高木勝隆 高見由美子 田村修二 高橋利子 中村智洋 谷隆博 西原裕子 谷口こずえ 樋上昌彦 辻岡勝志 八田貴世 中川良裕 藤井有里 信田光子 松下起士 林幸治 三好隆男 藤井達也 藤本潔 山下よしの 南本澄子 横井賀津志 宮脇利幸 吉田紀 山本伸一朗 横井春美

第2版　序　文

　この本の初版は、1972年（昭和47年）から理学療法士・作業療法士を配置し高齢者福祉施設でのリハビリテーションを先駆的に進めていた、四天王寺悲田院での実践を元に作成されました。発行は1995年で、23年間の実践のまとめです。当時は施設で働く療法士が少なく、療法士以外の職種から「リハビリテーションを、実践に取り入れたい」というニーズをいただいたことが出版のきっかけでした。それから30年、本書の改訂のお話をいただきました。初版の筆者の多くが四天王寺悲田院から離れていますが、監修の松下起士さんから引き継ぐ形で出田が改訂、編集を担当させていただきました。

　高齢化は進み、介護予防対策、認知症予防対策などが展開されています。また、作業療法から生活行為向上マネジメントが提案され、「生活を豊かにする作業」に焦点を当てたクライエント中心の実践、多職種連携による介入など目的とする方法が明確になってきました。しかし、現実には施設職員の離職率は高く、介護の現場での課題は解決されたとは言えない現状があります。

　改訂では初版の2つの主旨を大切にしています。1つ目は多くの職種、特に介護職の方々に読んでいただきたいということです。初版ではリハビリテーション実践の方法をイメージしながら、まず、模倣していただくことが目的でした。第2版では何故そうするのか、目的はどう設定するのかについても、もう少し詳しく説明しています。文章の量が多くなっていますが、日々の実践との比較や応用をしていただけるように、「あーそうなんだ」「こうしてみよう」と新しい実践のとっかかりになるような工夫です。

　2つ目は、対象者が意欲をもって主体的に行動できる生活を構築していくという心構えの共有です。リハビリテーションで一番学びたいのが、実践を支える心・思想です。高齢者を長く生きてこられた人生の先輩、ひとりの人間ととらえるための基本的な考え方について、深めていただけるような工夫をしています。そんなことも考えながら読み進めていただければと思います。

　30年を経ての改訂であり、悲田院で働いた仲間はもちろん、病院や、施設で豊かな実践を積まれた療法士（明道知己さん、西井正樹さん）、歯科衛生士（北川まさ美さん）などに専門分野を担当いただき、実践についてまとめていきました。そして、現在、介護老人保健施設で、リハビリテーション職と介護職、医療職によるチームアプローチを進め、施設の入所者・通所者・勤務者がとても元気になるという実践をされている作業療法士（鼓太志さん）に多職種連携について、担当いただくとともに、全体の内容が現在の高齢者施設の実践に相応しいか、介護職やその他の専門職にとって、分かりやすいものになっているか

一緒に検討していきました。

　本書が施設で働く皆様の日々の介護実践のヒントになり、施設での生活を選択された高齢者が、人間としての尊厳を失わず生き生きと過ごせることのお役に立つことを願っています。そして、その結果、利用者だけでなく、職員全体、施設全体が元気になることを願っております。

　最後になりましたが、四天王寺悲田院で長年の実践を進められた松下起士さん、初版の筆者の皆様、長期にわたり編集作業に尽力いただきました中谷尚子氏、三輪書店に感謝申し上げます。

2025 年 1 月

出田めぐみ

初版 序文

来たるべき高齢社会に向けて、在宅福祉および施設福祉の充実など、介護を個人、家庭という単位ではなく地域社会の中で負担していこうとする施策＝介護の社会化＝が進められています。

この「介護」のもつ意味合いは少し前までは、「世話をしてもらう」「お世話になる」という受け身的なものであったといえるでしょう。しかし、高齢化が進むにつれて、高齢者自身にも「健康を保ち、生きがいを持った自分らしい人生を送るための努力を求める」という利用者自身の主体性を重視する方向が、保健福祉施策の中で示されてきました。これは、高齢者のみでなく、社会の一員として暮らすものすべてにあてはまりますが、障害や疾病を持った「弱者」といわれる立場にある人にはより重要なポイントであるともいえるでしょう。

実際にも施設や在宅での介護には、「主体的な生活」「自己決定」「自己実現」という視点での援助が当たり前のことになり、「介護」も専門職として位置づけられました。

リハビリテーションの分野での専門職である療法士は介護スタッフと協力しながら、「心身の健康を保ち、持っている能力を生かしていく。ソフト、ハード両面から環境を整えていく」というやり方で「主体的な生活、自己決定」を支えていきます。

四天王寺悲田院では特別養護老人ホームや養護老人ホームを中心に高齢者の福祉を推進してきましたが、昭和47年から療法士がスタッフに加わり、入所者の生活に関わるリハビリテーション活動を行っています。

活動の主目的は「寝たきりの予防」「痴呆の予防」などで、居室やホールでのレクリエーション活動や個別での機能訓練などの生活の中に療法士の活動が定着しています。

施設入所の対象者となる高齢者はすべてリハビリテーションの対象となるはずですが、全国的にみても、施設に所属する療法士はまだまだ数が少ないのが現状です。現実にも、「施設でリハビリテーションを充実したいが、やり方が分からない、来てくれる専門職がいない」というような声をよく耳にしています。

そうした要望に少しでも応えられればという思いから、今回老人施設でのリハビリテーションについてまとめることになりました。内容は寝たきり、寝かせきりにしないための身体的な機能の生かし方、痴呆への対応、グループ活動やレクリエーションの中での社会性の回復、言語障害への対応、施設適応への援助などです。日々の介護に取り入れやすいようにそれぞれできるだけ具体的に実践の仕方を記述しています。

学ぶことはまず模倣（まねをすること）から始まります。赤ちゃんはまず母親や周囲の人

の行動を見て何でもまねをすることで知恵を身につけていきます。これは大人になっても同じで技術を学ぶにはまず模倣という経験を積み、そしてその経験の中から自分らしい方法を生み出していくという過程が必要です。この本の目的は手元においてもらい、まずは「見る」ことで日々の介護にいかせるようなハウツウのヒントを得てもらいたいということです。そのためイラストを多く取り入れイメージしやすいようにしてあります。また「歩ける人の生活」「グループ活動の種類」など誰にもイメージしやすいような項目わけにも工夫しました。ぜひ手元に置いて困ったときに利用していただきたいと思います。

　しかし、こうした技術も、「福祉の心」があって初めて花開くものです。対象者の主体性を引き出し、ニーズにあった介護を実践していくためにこれだけはおさえておきたいと思える基本理念は総論の中に取り入れてありますのでゆとりのある時間にじっくり読んで、個々の中でより深めてご意見をいただければと思います。

　近年「介護」という視点で参考になる文献は豊富に出版されていますが、「リハビリテーション」の視点から具体的な方法論を得られる文献は数少ないものでした。

　高齢者、しかも何らかの障害を合わせもっている場合には、主体的生活を送るための意志、意欲を喪失していることも少なくありません。誰もが経験することでしょうが、このような人に意欲をもってもらうことは本当に難しいことです。この困難な課題である「意欲を引き出す処遇」を実践するには「正しい知識と技術に基づいた処遇」、そして、それを継続するための「熱意、人間にたいする関心」が必要になってきます。

　本書がこうした日々の処遇の何らかのヒントになり、そして施設利用者が人間としての尊厳を失わず、いつでも生き生きと過ごせるような処遇のお役に立つことを願っております。

　なお、本文中の名前はすべて仮名です。

四天王寺悲田院院長　　坂本　徳雄

目 次

第2版　序文 ……………………………………………………………………………… iv

初版　序文 ………………………………………………………………………………… vi

1章　高齢者施設とリハビリテーション　　　　　　　　　　（出田めぐみ）

1 高齢期の生活と入所施設 ………………………………………………………… 2

　（1）高齢者が入所できる施設 ……………………………………………………… 2

　（2）施設で提供できる生活 ………………………………………………………… 3

2 施設生活の長所と短所 …………………………………………………………… 3

3 施設での生活とリハビリテーション …………………………………………… 5

　（1）リハビリテーションとは ……………………………………………………… 5

　（2）リハビリテーションの目的は？　―自分らしい生活を再獲得していくこと ……… 5

　（3）生活の目的とは？　―生活こそがリハビリテーション ……………………… 6

　（4）生活支援のヒント　―入所者のタイプと理解のしかた ……………………… 7

　（5）入所者自身の「課題への対処方法」と支援の方法 …………………………… 8

4 ICF（国際生活機能分類）の活用 ……………………………………………… 9

　（1）ICF（国際生活機能分類）とは ……………………………………………… 9

　（2）ICF を使った考え方 …………………………………………………………… 10

　　　　●症例

2章　施設生活を支援するための基本的な視点　　　　　　　（鼓　美紀）

1 その人らしさへの支援

　　―生活を支援するための視点は？　主体性のある生活への支援のために ………… 14

2 入所時の支援　―新しい環境への適応と新しい生活の構築 ………………… 15

　（1）適応の過程 …………………………………………………………………… 16

　（2）適応への支援 ………………………………………………………………… 17

　（3）人格のとらえ方 ……………………………………………………………… 19

　（4）人格の偏りと接し方 ………………………………………………………… 19

3 対人関係を支援する視点 — 豊かな人間関係のために ································· 20

　(1) 信頼関係 ··· 21

　(2) 訴えをいかに聞くか ··· 21

　(3) アクティブ・リスニングのすすめ ······························· 22

　(4) 訴えの内容と対応 ··· 23

　(5) 入所者同士の人間関係 ··· 24

4 前向きな生活への支援 ··· 25

　(1) 欲求を満たすこと ··· 25

　(2) 意欲を阻害するものとの対処の仕方 ····························· 26

3章　運動機能に応じたアプローチとマネジメント　　(明道知巳)

　■ **この章の見方** ··· 30

1 歩ける人 ·· 31

　(1) 観察すること ··· 31

　(2) 目標とするところ ··· 32

　(3) 自立支援のために — QOL の向上を含めて ······················· 33

　(4) 生活の中でのリハビリテーション ································· 34

　(5) 歩ける人のトレーニング ··· 34

　　　●症例

2 立てるが歩けない人 ··· 38

　(1) 観察すること ··· 38

　(2) 目標とするところ ··· 39

　(3) 自立支援のために — QOL の向上を含めて ······················· 39

　(4) 生活の中でのリハビリテーション ································· 40

　(5) 立てるが歩けない人のトレーニング ······························· 41

3 ひとりで起きられるが立てない人 ································· 42

　(1) 観察すること ··· 42

　(2) 目標とするところ ··· 43

　(3) 自立支援のために — QOL の向上を含めて ······················· 43

　(4) 生活の中でのリハビリテーション ································· 44

　(5) ひとりで起きられるが立てない人のトレーニング ··············· 45

4 ひとりでは起きられないが起こせば座っていられる人 ··········· 48

　(1) 観察すること ··· 48

　(2) 目標とするところ ··· 49

　(3) 自立支援のために — QOL の向上を含めて ······················· 49

　　　●症例

ix

(4) 生活の中でのリハビリテーション ································ 50

(5) ひとりでは起きられないが起こせば座っていられる人のトレーニング ····················· 52

5 なんとか起こせる人 ·· 54

(1) 観察すること ··· 54

(2) 目標とするところ ··· 55

(3) 自立支援のために ― QOL の向上を含めて ····················· 55

(4) 生活の中でのリハビリテーション ································ 55

(5) なんとか起こせる人のトレーニング ····························· 56

● 症例

6 どうしても起こせない人 ·································· 61

(1) 観察すること ··· 61

(2) 目標とするところ ··· 62

(3) 自立支援のために ― QOL の向上を含めて ····················· 63

(4) 生活の中でのリハビリテーション ································ 63

(5) どうしても起こせない人のトレーニング ························· 64

■ 専門的な見方・トレーニング ·························· 66

(1) 歩行の見方 ··· 66

(2) 立位の安定にむけて ··· 72

(3) 立ち上がり ··· 73

(4) 座位機能の向上にむけて ··· 76

(5) 寝返りの介助 ··· 79

4章 認知症の理解と対応 （出田めぐみ・鼓 美紀）

1 認知症の理解と介護の視点の全体像 ················ 84

(1) 個人レベルで理解する ··· 85

(2) 生活レベルで理解する ··· 85

(3) 社会レベルで理解する ··· 86

2 認知症状が現れる疾患と特徴、介護の視点 ········ 86

アルツハイマー型認知症／血管性認知症

レビー小体型認知症／前頭側頭型認知症（ピック病）

3 個人レベルで考えたときの支援 ···················· 88

(1) 健康の維持 ··· 88

(2) 運動の保障 ··· 89

(3) 環境の調整 ··· 89

(4) 不安からの解放 ··· 90

4 生活（活動）レベルで考えたときの支援 ································· 91
 (1) 規則正しい生活 ·· 91
 (2) 健康な能力の発見とできることを生かす支援 ·············· 92
 (3) 日々の生活支援 ·· 92
 (4) 能力の限界を知る ·· 94
 (5) 生活の中で困った行動が出てきたときの対処 ··············· 94

5 社会レベルで考えたときの支援　── 社会生活上での不都合や周囲との人間関係 ··· 95
 (1) 仲間との交流　── なじみの関係を作る ······················ 95
 (2) 仲間との交流　── よそ行きの顔を見せる場 ·················· 96
 (3) 社会の中で役割を果たすこと ································ 97

6 認知症のある人にあった作業とは ································· 97
 (1) なじみのある作業　── 作業歴から導き出せる作業 ············· 97
 (2) できる部分を使ってできる作業　── やりたいという気持ちがある人 ········· 98
 (3) できることが見つかりにくいとき ··························· 99
 (4) ごく簡単な作業を使った作品作り ·························· 100
 (5) レクリエーション ··· 101

5章　コミュニケーション障がい者のリハビリテーション　（藤井有里）

1 コミュニケーション障がいとは ·································· 106
 (1) コミュニケーションの大切さ ······························ 106
 (2) 話すということ（バーバルコミュニケーション） ············ 107
 (3) ノンバーバルコミュニケーション ·························· 107

2 聴力の低下（老人性難聴） ······································· 108
 (1) 老人性難聴とは ··· 108
 (2) 症状 ·· 108
 (3) 接し方 ·· 109

3 失語症 ··· 109
 (1) 失語症とは ·· 109
 (2) 症状 ·· 110
 (3) 接し方 ·· 110

4 認知症 ··· 111
 (1) 認知症によるコミュニケーション障がいとは ················ 111
 (2) 症状 ·· 111
 (3) 接し方 ·· 112

5 運動性構音障害 ·· 112
 (1) 運動性構音障害とは ·· 112

（2）症状 ……………………………………………………………… 112

（3）接し方 ……………………………………………………………… 112

6 コミュニケーション障がい者のリハビリテーション …………………… 113

● 症例

6章 生活・活動への支援 ― 入所者中心の支援に向けて （出田めぐみ）

1 生活・活動を支援するということ ………………………………… 116

（1）生活のとらえ方 ………………………………………………… 116

（2）生活を支援する視点 …………………………………………… 116

2 生活・活動の大前提 ……………………………………………… 118

3 生活・活動の支援の実際 ……………………………………… 120

（1）快適な居場所づくり …………………………………………… 120

（2）身だしなみ、整容 ……………………………………………… 120

（3）更衣 ……………………………………………………………… 120

（4）排泄 ……………………………………………………………… 121

（5）食事 ……………………………………………………………… 122

（6）食事支援の実際 ………………………………………………… 124

4 ADL と IADL …………………………………………………… 128

（1）ADL とは ……………………………………………………… 128

（2）ADL の自立と生活の質 ……………………………………… 129

（3）QOL とは ……………………………………………………… 129

（4）QOL の評価 …………………………………………………… 130

（5）人間の楽しみとは ……………………………………………… 130

（6）QOL の支援の実際 …………………………………………… 132

7章 口腔ケアの実際 （北川まさ美）

1 口腔ケアと健康 ………………………………………………… 134

（1）口腔ケアとは …………………………………………………… 134

（2）組織に対するケア（口腔清掃・口腔衛生管理） ……………… 134

（3）機能に対するケア（口腔体操・口腔機能のトレーニング） … 134

2 日々の口腔清掃の実際 ………………………………………… 135

（1）自分で磨くためのサポート …………………………………… 135

（2）口腔清掃の手順 ………………………………………………… 136

（3）清掃道具 ………………………………………………………… 138

3 口腔機能の維持・向上トレーニング ················ 140

(1) 口腔機能トレーニングの実際 ················ 140

(2) 食前の口腔体操 ················ 141

4 チームアプローチ ················ 144

(1) 日々のチェック ················ 144

(2) 義歯のチェック ················ 144

(3) 認知症のある人のケア ················ 145

(4) 看取りの時期のケア ················ 145

(5) 歯科連携 ················ 145

(6) 他職種連携の実例 ················ 146

　　●症例

8章　グループ活動の実際　　　　　　　　　　　　　（西井正樹）

1 グループ活動のとらえ方 ················ 148

(1) グループ活動の意義 ················ 148

(2) プログラム決定の要因 ················ 149

(3) 高齢期の特性の理解 ················ 151

(4) 身体機能面から見た活動の利用法 ················ 152

(5) 精神機能面から見た活動の利用法 ················ 154

2 計画の手順と立案 ················ 157

(1) プログラムを考える前に ················ 157

(2) プログラムを立案するときに考える要素 ················ 157

(3) 計画の立て方・計画の手順 ················ 158

(4) 集団の特性と利用法 ················ 162

3 活動の実際 ················ 164

(1) グループ活動の基本 ················ 164

(2) グループ活動のいろいろ ················ 164

(3) グループ活動の実際 ················ 165

(4) 自己表現の場 ················ 167

(5) 役割づくり ················ 168

　　●症例

9章　多職種協働と支援　　　　　　　　　　　　　（鼓　太志）

1 働く職種と入所者との関係 ················ 172

(1) 職種の専門性と役割 ················ 172

xiii

（2）入所者からみた専門職 ………………………………………………………… 172

　　（3）入所者から得られやすい情報と共有の必要性 ………………………………… 174

　　（4）情報収集のタイミング ……………………………………………………………… 175

2　多職種が協働することで何ができるか …………………………………… 175

　　（1）入所者支援と目標設定 ……………………………………………………………… 175

　　（2）入所者主体の目標の設定 ………………………………………………………… 176

　　（3）目標の実現に向けた取り組み …………………………………………………… 176

　　　　　●症例

3　情報交換の実際と工夫 …………………………………………………………… 178

　　（1）情報共有の難しさ …………………………………………………………………… 178

　　（2）情報共有への工夫 ………………………………………………………………… 179

索引 ……………………………………………………………………………………… 182

1章

高齢者施設とリハビリテーション

1章　高齢者施設とリハビリテーション

1 高齢期の生活と入所施設

　2000年に介護保険が導入されたことで高齢期の暮らし方はそれまでとは大きく変わりました。その後も介護保険・医療保険には改訂が重ねられ、高齢期の暮らしを支える保険・医療の枠組みは少しずつ変化しています。

　少子化がどんどん進むなか高齢化は日本社会の重要な課題になっています。高齢期の生活をどこでどう営むのか、また自立した生活を営めなくなった場合の介護を誰がどのように担うのか。社会の仕組みとして広く長い視野で考えていくことが求められています。

　現在の介護サービス内容では在宅での生活を支えきれないのも現状で、障がいをもった高齢者に適切な生活を提供するという意味では入所施設は大きな役割をはたしています。私たちは、現在介護を必要としている高齢者に、自分らしく快適に暮らせるサービスをしっかり提供し、その中から今後の支援の在り方を探っていくという重要な役割を担っているのです。

（1）高齢者が入所できる施設

　高齢者の入所施設には**表1**にあげるようなものがあります。施設はまず、民間運営のものと公的な色合いの強いものに分けられます。それぞれの施設によって提供されるサービスが違ってきますし、費用も大きく変わってきます。入所は基本的には利用者との契約ということになりますので、施設の役割を把握し選ばれる施設を作ること、質の高い介護を目指して入所者のニーズに沿ったケアの内容を考えていくことが大切です。

表1　高齢者の入所施設　　　　　　　　　　　　　　　　　　　　　　□＝入所可

高齢者の入所施設の種類		入所条件					
		要支援	要介護				
有料老人ホーム（民間運営）	介護付き有料老人ホーム						
	住宅型有料老人ホーム						
	健康型有料老人ホーム	自立のみ					
そのほかの民間施設	サービス付き高齢者向け住宅						
	グループホーム（認知症対応型生活介護）	1　2	1	2	3	4	5
介護保険関連	介護老人保健施設（老健）	1　2	1	2	3	4	5
	介護老人福祉施設（特養）	1　2	1	2	3	4	5
	介護医療院	1　2	1	2	3	4	5
福祉施設	ケアハウス（一般型・介護型）						
	養護老人ホーム						

要介護者が介護保険を利用して入所できる代表的な施設には、介護老人保健施設、介護老人福祉施設、介護医療院があります。このほかに、有料老人ホームの介護型や、認知症のある高齢者が入居できるグループホームなどもあります。これらの施設では介護保険制度を適用した支援を提供します。

高齢期に、時間の経過とともに虚弱化が進むことは避けて通れません。どの施設においても、保健・予防の方法論が展開され、「寝たきりや認知症にならない」「障がいを悪化させない」ような対応が必要になってきています。

（2）施設で提供できる生活

高齢期の生活目標として「自分らしく過ごす」ということが当たり前のものになっています。施設での生活も同様です。最近は施設でも、空間、持ち物、スケジュール、家族・友人との関係など、入所者一人ひとりのその人らしさを重視する工夫が行われています。デイケアや短期入所など、地域に開かれた施設への転換や小規模化も進んできました。

2006 年に小規模多機能型居宅介護が制度上に認められ、地域に密着し、家庭に近い生活支援が実践されています。例えば、料理や洗濯など個人に合った役割を担い、また、みんなでゆったりくつろぐ時間もある環境の中で生活していくものです。そして、近所へ買い物に行く、散歩に行く、公共施設に出かけるなどこれまでの地域生活を継続できるので、自分の生活が過去と切り離されることもありません。この形態は認知症のある場合などは非常に効果的なようです。施設の規模や職員の数などに限界はありますが、本当の意味での「自分らしい生活」を保障する場として、個々のニーズに少しでも応えられるような、型にはまらない工夫も必要です。

2　施設生活の長所と短所

高齢者の入所施設は、家庭での生活が困難になった高齢者の生活を保障する場です。家庭との大きな違いとして、次のようなことがあげられます。

① 医師、看護師による定期的な健康管理が行われる。
② 食事、入浴などの生活行為が規則正しく繰り返される。
③ 介護の専門職による適切な介護が受けられる。
④ 同じような障がいのある仲間との集団生活である。
⑤ 障がいのある人に特別な配慮がされた環境である。

物事にはとらえ方によっていろいろな側面があり、前述の①〜⑤の特性も一方では短所ともなりえます。施設生活の特徴をよく理解して、「長所」を生かし、「短所」を補えるように工夫していきましょう。

[集団生活である]

（長所）障がいのある仲間と触れ合いながら暮らすことは、心に大きな安定をもたらします。また、グループ活動を行うことで生じる役割活動が、新しい対人交流の機会となり、"社会の一員としての自己"の再確認につながります。

（短所）個人の時間やスペースの確保が難しくなります。これは、自分だけの空間はベッドのみであるという認識につながりやすく、何事もベッド上で済ます状況を招きやすくなります。

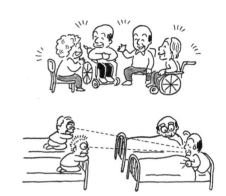

[生活習慣が規則正しく繰り返される]

（長所）規則正しい生活習慣は健康保持にきわめて有効で、気持ちがよいものです。特に認知症などで見当識障害がある場合は、日常生活が規則正しく行われることは、安定した生活に必要不可欠といえます。

（短所）生活が画一的なものになりやすく、個別性が尊重されにくくなります。例えば、食事の嗜好や入浴の時間など、各人の希望は受け入れられない場合があります。

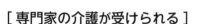

[専門家の介護が受けられる]

（長所）専門家による適切な介護が受けられます。また、できる部分は自己の力を発揮できます。

（短所）家族から離れている寂しさが生じます。また専門家であるが故に正論に固執し、入所者のニーズを受け入れにくいケースもあります。

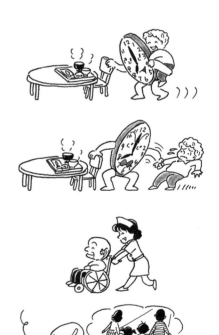

[適切な環境が設定されている]
（長所）ベッドから食堂やトイレなどへ移動がしやすく、自己のいまある能力を最大限に生かせます。
（短所）家具などの持ち物が制限され、自分らしさを感じることが少ない生活になります。

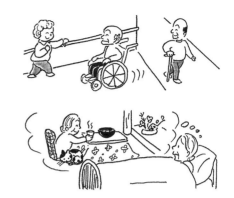

3 施設での生活とリハビリテーション

（1）リハビリテーションとは？

　リハビリテーションという言葉はよく使われていますが、正しい意味で用いられているとはいえません。運動選手などが競技に復帰するまでの訓練を指して用いられてもいますが、実際にはもっと広い意味のある言葉です。リハビリテーションという言葉は、最初は一般的に「人間の権利を取り戻す」という意味で使われていました。障がいをもった場合には、特に社会の中でその人のもつ権利が失われる場合が多く、現在は、障がい者などが社会生活に復帰するための「いろいろな取り組み」を指して用いられています。このように広い意味からとらえると、介護（ケア）の理念とリハビリテーションの理念は基本的には同じものであることが分かります。

（2）リハビリテーションの目的は？ ― 自分らしい生活を再獲得していくこと

　リハビリテーションとは、社会の一員としての普通にある「権利を取り戻すこと」であると述べましたが、ここでいう権利とは、単に健康であること（身体機能や精神機能について）だけではありません。社会の中で生きている人間としてのすべての権利です。
　リハビリテーションの目的には、いろいろな要素が含まれていますが、「一生懸命がんばって訓練して元気になる」という側面のみがクローズアップされがちです。健康は何物にも代えがたい大事なものですが、健康の保持は人生の目標を達成するためのひとつの手段と考えるべきで、それ自体が目標になるわけではありません。よく、「リハビリになるから、毎日の散歩は欠かさない」「手のリハビリのために編み物をしている」という言葉を耳にします。しかし、これでは本末転倒です。訓練することが目的ではなく、生活を楽しむことが目的なのです。

それを実際の日常生活の中で実践しているのが介護という仕事です。日々の細かい生活介護のなかで、随所にリハビリテーションの方法論を展開し、入所者の自分らしい生活を支えていくことが、施設におけるリハビリテーションの本来のすがたといえるでしょう。

> **寝たきりの予防、認知症の予防**
>
> 　最も重要なポイントは生活の充実です。入所者が"自分らしくある"生活を実感し、充実した日々を送ることで、「寝たきりの予防」「認知症の予防」が二次的に達成されます。
>
> 　高齢者は目的がないと、わずかな体調の変化から臥床傾向となり、それが寝たきりや認知症の誘因となります。「ケア＝生活への支援」を「個人」に合わせて計画し、系統立てることで生きる意欲を引き出すことができます。そして活動性のある生活を作りあげていくことが、リハビリテーションの実践の中心といえます。

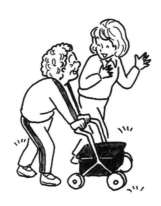

（3）生活の目的とは？　—生活こそがリハビリテーション

　入所者一人ひとりの生き方や価値観にあった生活の目的を見つけることは難しいものです。話をよく聞き、生活の様子をよく観察することから始めましょう。また、これまでの生活のこともよく聞いて参考にしていきます。

　入所後の生活はこれまでとはまったく違います。その生活をどう感じ、考え、自分のものとして受け入れていくかは、その人のこれまでの問題解決の方法や価値観を反映すると考えられます。まず、入所後の生活について一つひとつ丁寧に説明し、目的や制限、選択の範囲などを分かってもらいましょう。そして、入所者が一つひとつの場面で何を選択し、実行していくかを観察しましょう。

（4）生活支援のヒント　―入所者のタイプと理解のしかた

　入所者の行動パターンを推測しながら接すると、理解が深まる場合があります。

［無気力タイプ］

　動くことへの意欲が低く、ベッドで寝ていることが多い人への介護の展開は難しいといえます。まず、やる気の起きない原因を考えてみましょう。「体力がない」「筋力がない」「痛みがある」あるいは「認知能力の低下を自覚して難しいことに取り組む気が起きない」などの場合が多いのではないでしょうか。

　しかし、このような場合でも介護職員には、毎日身近に接しているという利点があります。「○○のときは、元気がいい」「▽▽のときにはすぐに来てくれる」など、何かしらの切り口が見つけられるかもしれません。また、みんなが参加する行事やレクリエーションへの参加はスムーズな場合があります。これらは、元気になるきっかけです。まず、このようなきっかけをたくさん見つけましょう。

　元気になるきっかけが見つかったら、次はその行動のどこに興味があるのかをしっかり分析していきます。「人の役に立つこと」「話をじっくり聞いてもらえること」「外に出ること」などその人を元気にする要素を明確にします。その要素を多く含んだ活動を提供することで、少しずつ行動が変化していく可能性があります。

［頑固タイプ（自分で自分の行動を制限してしまう人）］

　「自分の生活パターンは自分で納得のいくように決める」タイプの入所者には、"主体的な生活の支援"という意味では困ることは少なく、なるべくその決定に沿うような支援をすることが多くなります。しかし、いくつかの要求の中には、自分でできそうなことでも「やりたくない」と思い込んで自分を納得させている場合があります。そうなると、自分の今ある能力を生かしきれず、また自分にはできないこととして多くの潜在的な希望をあきらめることになりかねません。

　このような場合は、「実際に経験してもらうこと」がキーポイントです。やりやすい方法や、できる方法を一緒に考え、前向きに取り組む経験をできるだけ多く積み重ねてもらいます。訓練やレクリエーションなどが導入しやすいかもしれません。同時に、やれることを通して、基本的な体力づくりや身体諸機能の改善に取り組んでいきます。できる方法が見つかった場合の「する・しない」の選択、また「どんなやり方をするか」の選択になれば、そこで初めて、本人の意志が尊重されたといえます。

[訓練大好きタイプ（回復への意欲は高いが、障がいの受容が難しい人）]

　残念ながら、自分の障がいにいつまでもとらわれている人がいます。そういう人は「自分のためには何より訓練が大事」と思い込んでいることが多いのが事実です。ほかのことではまったく動こうとはしないけれど、訓練だけには参加するという人もいます。そのような場合は、まずは「訓練だから」と、歩行訓練や関節を動かすことから行ってみます。いつまでも訓練以外に興味が出てこない場合もありますが、体力がついてきたり、職員との人間関係が深まってきたりすると、趣味活動への興味がよみがえり、「こんなことがしてみたい」という気持ちが出てくるなどの変化が見られるかもしれません。それまでは、気長におつき合いする、話をゆっくり聞くという態度で接しましょう。

[優等生タイプ]

　上記3つのタイプのような人は介護側から見て心配な部分があり、注目することが多いですが、中には何も心配がないようにみえるタイプの人がいるかもしれません。しかし、ある意味で優等生ともいえる人の中には、他人のことを優先するあまり、いろいろなことを我慢していたり、本当にやりたいことや言いたいことを我慢してストレスをためている場合も少なくありません。特に訴えがなく行動に変化がみられない場合でも、時にはゆっくり話を聞き、我慢していないか、生活に対して、どのような思いを持っているのか聞くことを忘れないようにしたいものです。

（5）入所者自身の「課題への対処方法」と支援の方法

　入所者はこれまでの生活で経験した問題・課題へのいろいろな対処方法を持っています。困ったことが起こると、それらを駆使して身体的・精神的に楽な方法で対応し、課題を解決しています。

　では、自分でできそうなことなのに、介助を求めてしまう場合について考えてみます。

[身体機能が原因の場合]

　周りからは、ほんの少しの動きに思えても、本人はかなりの重労働と感じていることがあります。最初は手伝いながら一緒にやっていくと、繰り返しの中で体力がついてきます。様子を見ながら次第に介助量を減らしていく工夫をします。

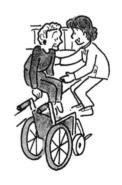

[触れ合いを求めている場合]

　寂しさや、とにかく誰かと交流をもちたいという気持ちからいろいろな訴えが出る場合があります。そんな人には、声かけを増やしましょう。

　また、介護を求めていないときにこそ声かけを多くし、「介護者は、決して自分のことを忘れていない」という認識を持ってもらいましょう。そのことで、できることに介助を求める必要がなくなります。そして、同室者との関わりや、自分の趣味、気分転換、役割活動など前向きな時間を過ごせるよう、さらに支援していきます。

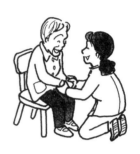

[恐怖感や自信のなさは？]

　誰でも「自分でやりとげられる」確信がなければ、「ひとりでやる」ことを避けたいと思うのは当然です。「見ていますから」「少し手伝いましょうか」などの声かけを通して、心身の支えとなり、自信をつけていくことができるでしょう。

4　ICF（国際生活機能分類）の活用

（1）ICF（国際生活機能分類）とは

　人の生活全体をとらえる方法としてICF（国際生活機能分類）があります。この考え方を使うことで、高齢者の障がい像（今の生活上で生じている不便の実際とその原因）がとらえやすくなります。

　ICFでは、①**心身の機能と構造**、②**活動**、③**参加**　といった個人の状況、④**個人因子**、⑤**環境因子**　から、その人を取り巻く背景因子の関係性を構造化してとらえていきます。

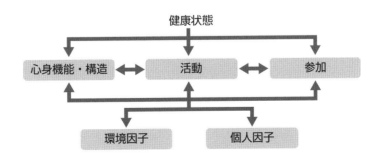

1章　高齢者施設とリハビリテーション

（2）ICF を使った考え方

　まず、「活動面で気になる課題」について、現状を把握します。次に「その理由となる心身機能面の課題」を抽出します。最後にその課題ごとの「介護方法や自立に向けた対応」を考えます。さらに背景因子への働きかけ、すなわち福祉用具や環境の調整などで改善できる点を検討します。

　ICF の考え方を用いると、個人の特性や生活環境までを含めた入所者の様子を丸ごと把握でき、広い視野からの支援が可能になります。

［症例］　脳梗塞で右片麻痺、車いすで移動されている森垣さん

　森垣さん（79歳　女性）は、長女夫婦と大学生の孫の 5 人で住んでいました。半年前に脳梗塞で失語症と右麻痺になり、回復期病棟に入院していました。病院では排泄の自立に向けてトイレに行く練習を重ねてきましたが、いつまでもおむつが手放せませんでした。入所してすぐに、娘さんは外出・買い物が好きだった森垣さんを元気づけるために、車いすのまま乗車可能な車を購入しました。しかし、森垣さんはいろいろな理由をつけて外出を断ります。そこで森垣さんの全体像を理解して介入方法を探るため、各職種からいろいろな情報を集め、ICF を使って検討することになりました（図参照）。

　ICF で整理してみると、森垣さんにとっての 1 番の困りごとは、尿漏れ（失禁）があることではないか、という意見が出ました。尿漏れの原因は、膀胱で尿を貯めすぎていることや、内外括約筋が弱っていることなどが原因と考えられます。また、麻痺と全身の筋力低下（機能面）から、移乗時に大きな努力を要し、腹圧がかかりすぎること、トイレに行くまでに時間がかかりすぎること（能力）も尿漏れの要因になっています。さらに失語症（機能）のため介助の依頼がすぐにできないこと、人に頼むことに気を使いすぎること（個人因子）なども関連しています。

　そして、それが外出の制限や、レクなどの行事の参加意欲をなくすなどの参加の制約を引き起こし、失語症の森垣さんにとっては相談することも難しい状況に陥っているのではないか、と考えられました。

　ICF を参考にすることで、「せっかく娘さんが車も買って誘ってくれてるから買い物に行って来たら？」という励ましだけでは解決できないほど、たくさんの要因が絡み合っていることが分かりました。

　そこで、多職種が協力してそれぞれの課題が、解決可能かどうか、考えるための情報収集をすることになりました。

4 ICF（国際生活機能分類）の活用

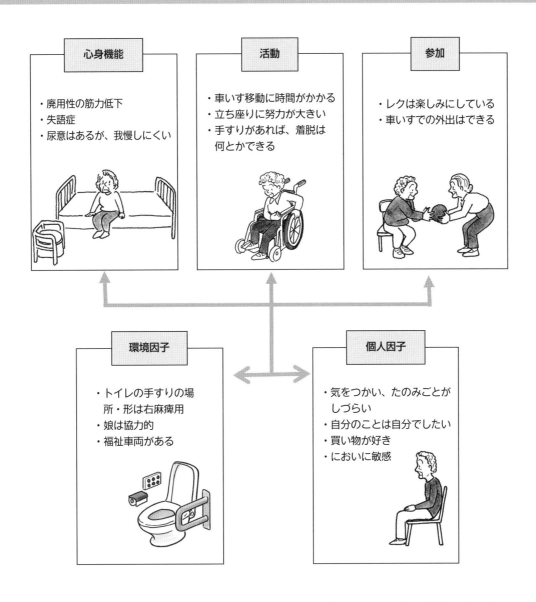

看　護　師：1日の尿量、回数、水分摂取量などを確認して、膀胱の機能を確認する
理学療法士：現在の筋力低下の程度と回復の可能性を探る
作業療法士：力をなるべく使わなくてすむ手順や、環境（手すりの位置や高さ）を探る
介 護 職 員：生活行為と排尿のタイミング、尿量と状況にあったおむつの種類、
　　　　　　　トイレまでの動線、使いやすい場所、着脱しやすい衣類やおむつなどを探る

　今後これらの情報を総合して、森垣さんの排泄行為が本人にとって納得できるものになること、尿漏れを気にせず、買い物やレクリエーションに参加できるようになることを目標に介入方法が検討される予定です。

2章

施設生活を支援するための
基本的な視点

2章　施設生活を支援するための基本的な視点

　高齢者施設で介護保険適用の介護サービスを受けるには「ケアプラン」の作成が必要です。ケアプランの作成は、その人にとっての生活の中での課題をいくつかあげ、それに対する解決策を見つけ、実践方法を提案する作業といえます。ケアプラン作成により、施設での介護の方針が示されることになります。ケアプランは施設生活そのものを決定づける重要なものであり、大切なものです。

　ケアプランは入所者本人の意見を聞きながら、各人のニーズに合わせて一緒に作り上げていくことが基本です。ケアプラン作成にはそれぞれの施設でのやり方があると思います。この章ではケアプラン作成時に考慮すべき基本的な事項について述べていきます。皆さんの実践に生かしていただければと思います。

1　その人らしさへの支援
―生活を支援するための視点は？　主体性のある生活への支援のために

　ケアプランを立てる際に一番大切にしたいのが、「生活の質」を高めることです。さまざまな場面で主観的な生活の質、つまり、入所者自身の感じる満足度を高めていくことが一番の目標になります。そのためにはまず「その人らしさ」という視点を明確にしていきましょう。

［ 支援の視点①　その人らしい生活 ］
●個別性の尊重
　人間は一人ひとり異なった文化や価値観、生活習慣などの中で成長します。生活の一つひとつの選択には、それが反映されます。長い年月をかけて身についた習慣や価値観を軽視しないことが大切です。

●自己決定の自由
　「自分でできる、できない」という自立性の問題は、よく議論されますが、「自分で決める」という自己決定の視点は忘れられがちです。可能な限り多くのことを自己決定できる環境を提供する。これが個人の尊重への第一歩です。

●自立性の向上
　身のまわりのことなど、少しでも「自分でできる」ことはそれだけでも、その人にとって大きな支えになります。そして、自分でできるということは自分の時間を自分のやりたいように組み立て、自分らしい方法で行うという主体性のある生活への近道になります。

14

[支援の視点② 　社会の中で生きるからこその自分らしさ]

●社会参加の機会

　人間は生まれたときからすでに社会の中で何らかの役割をもち（まずは○○さんの子どもとして）、社会の一員となります。そして、一生社会の中で生きていきます。どんな状況にあっても社会の一員であるという自覚をもち、人と関わりながら生きていきたいものです。施設での他者との交流をよい方向に生かすことで、こうした意識を忘れないでいられる環境提供が可能になります。

●楽しみのある生活

　「生きがい」という言葉がよく使われますが、この大きなテーマを介護の現場で提供するのは大変難しいことです。まずは普段の生活の中で得られる小さな満足感や楽しみといったものに目を向けていくことを基本にしましょう。

●役割のある生活

　人と共に生活すると役割が生じます。どんなに小さなことでも、役割を果たしたり、人から感謝されたりすることは、楽しみや生きる張り合いになります。集団生活であることを生かして、いろいろな活動を取り入れ、その人らしい役割を果たせるよう支援していきましょう。

> 　私たちは生活の中で常にいろいろな決定をしています。たとえ介助を受けていても部分的には自分でできることがあるかもしれません。また、ほとんどのことは自分で選ぶことができます。入所者の生活の中での決定の一つひとつをよく観察しましょう。その人が、大切にしている考え方や価値観を見つけ、常に各人が自分の好むように決められるように支援を展開していきます。

2 入所時の支援
― 新しい環境への適応と新しい生活の構築

　入所というできごとは人生の一大事です。誰しも、今まで慣れ親しんだ生活環境が突然変わってしまったら戸惑いを感じるものです。まして、それぞれの場所で人生を構築してきた高齢者にとって、見知らぬ人たちと生きる新しい生活は、受け入れにくいものです。きっと、あきらめと終末感が入り交じった毎日が始まると考えている人が多いでしょう。入所時には、入所者の戸惑いを受け入れつつ「新しい生活をその人に納得できる形で無理せずに送れる」よう支援する必要性を肝に銘じておきましょう。

2章　施設生活を支援するための基本的な視点

（1）適応の過程

入所というできごとに適応する過程は、人によってさまざまです。しかし、生活場面やリハビリテーション場面では、概ね下記の経過をたどります。ただし、途中で止まる人もいます。

---

①不安

表情は固く、何もできない状態になります。身体面・認知面でも機能低下をきたすことがあり、一時的に混乱状態になることもあります。

---

②過適応

極度の緊張状態が続きます。なんとか周囲に自分を合わせようとし、表面上は適応しているようにみえます。「自分らしさ」をおさえ、むしろ「いいなり」になってしまいます。なんらかのきっかけで、容易に心身の健康を害することもあります。

---

③愁訴

緊張状態は続いていますが、「自分らしさ」をおさえきれなくなります。「周囲の目」と「自分らしさ」のギャップに耐えがたくなり、緊張から解放されようと、さまざまな形での「訴え」が出現します。

---

④無気力

緊張の連続で心身ともに疲れてしまいます。ただし、まだ「自分らしさ」は出せません。次第にふさぎこみ何をするのも嫌になります。ストレスが発散できません。

---

⑤わがまま

ようやく少しずつ「自分らしさ」が出てきます。ただ、自分中心の「自分らしさ」なため、周囲には「わがまま」と映るかもしれません。集団生活に適応できず、自分にばかり目がいってしまう時期です。また、ストレスを上手に発散できずほかの入所者や職員など、個人を攻撃しやすくなります。

---

⑥再適応

集団の中での役割を見い出し、「自分らしさ」を発揮できるようになります。人間関係も良好になり、ストレスも上手に発散できるようになります。

（2）適応への支援

新しい環境にすぐに適応できないのは当然のことです。無理に適応させようとすると逆にストレスが増え、不適応を助長することになります。時間をかけて見守りましょう。

[不安に対して]

不安はさまざまな形で表現されます。「不安だ」という自覚がなくても、身体や態度に表れることがあります。不安の反応に惑わされることなく、一貫して受容的態度で受け止めることが大切です。

身体的には
・息苦しい感じ
・頻脈
・発汗
・疲労しやすい
・胸部の不快感など

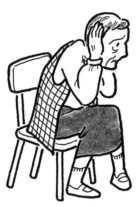

態度としては
・緊張、警戒心
・驚きやすい
・眠れない、途中で起きる
・集中できないなど

[過適応に対して]

できるだけ緊張を解きほぐせるように、温かい態度で接してください。新しいことを一度に覚えてもらおうとしたり、次から次へと質問をするようなことは避けます。あきらめ、職員への遠慮、同室者への気兼ねなどが感じられれば、それとなく尋ねてみましょう。生活への適応のストレスが多いので、生活場面と離れた場面（レクリエーションなど）への参加の機会を増やしてみましょう。

[愁訴に対して]

「訴え」が心理的な緊張の解放であれば、訴えを禁止してはいけません。

[無気力に対して]

新しい環境で適応できなくなる、あるいは画一化した施設の生活になじめずに無気力、無為な状態に陥ってしまう人は多くいます。これは「自分らしさ」が出せず、ストレスが発散できないことへの防御手段でもあります。無気力の陰に隠れた「本当の姿」を職員が見逃さないことが大切です。

無気力であっても、人との触れ合いは求めています。「自分らしさ」を出せるチャンスを求めているのかもしれません。趣味活動などを取り入れてみるのもひとつの方法です。

[わがままに対して]

周りのことを考えず、わがままな要求ばかりつきつけてくる人も少なくありません。自分本意になってしまうのは、何か満たされないもの（他者との親密な交流など）があるためと考えてよいでしょう。一方で、"わがまま"とは「施設職員」や「ガマンして生活している入所者」の立場からの評価にすぎず、実際には、もっともな要求をしていることもあります。要求を出せるのはよいことだととらえ、「本当は何を訴えたいのか？」を追求していきましょう。

障がいを受け入れるということ

自分の体が突然思い通りにならなくなる……。それは大変なできごとであり、なかなか受け入れられることではありません。そのようなストレスは、必ず生活の中に態度として表れてきます。以下は、自分自身の変化に対する適応の過程です。入所に対する反応を理解するのに参考にできる部分がたくさんありますので紹介します。

① ショック…無気力・無感動。何も考えられない状態
② 否認…体が元どおりになることだけを考えている。治るためならと過度にリハビリテーションに打ち込む
③ 怒り…攻撃的。治らないのを他人のせいだと思う
④ 抑うつ…無気力になる。どうせ治らないのだからと意欲がなくなる
⑤ 解決への努力…なんとかしようと思い、悩む
⑥ 受容…障がいがあってもなんとか生活しようと考える。明るく協力的になる

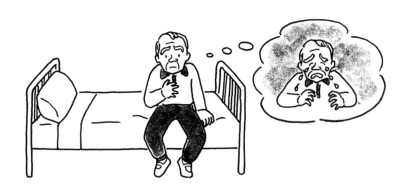

（3）人格のとらえ方

　人格は、人間として生まれてからの内的あるいは外的な経験のすべてが積み重なった結果で作られているといわれています。そのため、個人の考え方、ものの見方、人生に対する見通しは千差万別で、行動パターンにも違いが生じます。

　人間関係は、一人ひとり異なる人格のぶつかりあいです。「気が合う」と、すんなりと相手を受け入れられるときもあれば、「ウマが合わない」と、どうしても相手の人格を受け入れられないこともあります。

　私たちは、その人の人格にかかわらず、入所者と接していかなければなりません。そのためにはまず「自分自身を知る」ことが大切です。相手と「ウマが合わない」とき、自分のどの部分が衝突しているのかを客観的に知ることで、感情的な高まりを最小限におさえられます。また相手の人格を理解することにより、接するときの糸口を見つけることもできます。自分の行動パターンに合わない相手を「ウマが合わない」「性格がよくない」「問題行動」と決めつけるのではなく、私たち自身がより柔軟性を持って相手と接していかなければなりません。

（4）人格の偏りと接し方

　人格に極端な偏りがあると不適応な行動を示し、人間関係が円滑にいかないことがあります。入所というストレスにより、一時的に人格の偏りが強くなることも多いようです。これらの人たちが示す不適応行動は、"不安"から身を守るための行動として理解しなければなりません。

［被害的な人］

　被害妄想的で自分自身の欠点や疾病、障がいを、環境や他人のせいにして非難しようとします。まったく悪意のない言葉やできごとでも、自分をけなし、脅かす意味が隠されていると思いこんでしまいます。このような人には簡潔で丁寧な説明を繰り返し、中立的立場を取ることを心がけましょう。

［自閉的な人］

　極端なはにかみやで無口であり、部屋にとじこもって交流を嫌い、親密な人間関係を避けようとします。怒りや喜びなどの情緒を表現せず、避けてしまいます。このような人には距離をおいて接し、心の中に踏みこみすぎないよう距離をとって接しましょう。

2章　施設生活を支援するための基本的な視点

［強迫的な人］

　厳格で過度に良心的ですが、優柔不断で融通がきかず、完全主義で疾病や障がいをもつと自分の生活のコントロールを失った感じがして不安に陥ります。このような人には何事も「科学的な説明」が必要であり、具体的対処を示すと安心します。生活上、介護上のパートナーとして役割を提供していくことも有効です。

［演技的な人］

　興奮しやすく、喜びや悲しみを過度に表現して、お芝居のような行動をとります。絶えず保証、賛成や賞賛を求め、注目されていないと楽しくありません。自己中心的で幼児のような依頼心や要求があります。このような人は、情報を処理する能力が大雑把です。「大局的な説明」をし、不安や恐怖に耳を貸しましょう。

［自己愛的な人］

　自分が「特別である」という思い込みが強く、特権意識をもち、特別有利な取り計らいを期待したりします。絶えず人の注目と賞賛を求め、他者の評価に対しては過敏になります。他人に共感することができません。このような人は入所というできごとが自己の完全性を損失するものに見え、自分を「犠牲者」としてとらえているかもしれません。依存を避け、生活上の判断を自由に任せて対等に接します。

［依存的な人］

　依存的で服従的です。日常のことを決めるにしても、ほかの人たちからの助言や保証がなければできません。ひとりになるのを避け、親しい人間関係が崩れると救いのないような気持ちになります。ストレスが加わるとより依存心が高まりますので、枠組みを決めたうえでの十分なケアと支持が必要です。

3　対人関係を支援する視点
―豊かな人間関係のために

　施設への入所により、家族や親しい友人、近所づき合いをしていた人など、身近な人々とは疎遠になってしまいます。心から語り合える“自分を知っている”人が近くにいない寂しさと不安は、多くの高齢者が施設入所を嫌がり、自分の生活していたところを離れたがらない理由でもあります。

　入所後に生じる新しい人間関係をうまくサポートする視点が、ケアプランの根底に流れていると入所の不安を解消し新しい生活への適応をスムーズにしてくれるでしょう。ま

た、不安やストレス不適応などは「対人関係の乱れ」として出現することも多く、これらに少しでも早く対処していくためには、常に人間関係に目をむけておく必要があります。

(1) 信頼関係

不安な日々を送っている入所者に「安心」を提供することが、信頼関係につながっていきます。できるだけ不安な要素を取り除き、リラックスできるよう配慮するとともにコミュニケーションの機会を増やして、まず「顔見知り」になってもらいます。

最初から信頼を得るのは難しいことです。ふだんの会話などから情緒的交流をはかり、なんでも話せるような雰囲気を作らなければなりません。また、訴えを正しくとらえ、確実に処理できる介護技術も、信頼関係には不可欠です。最も重要なことは、入所者の人格を尊重する気持ちで接することです。介護する側とされる側という、上下関係をつくってしまうと、入所者の本当の姿をとらえることはできません。あくまでも介護される人を中心とした関係を作っていく必要があります。日々の生活場面の中から入所者のニーズを的確にとらえ、実現していくうちに、真の信頼関係が生まれてくるのです。

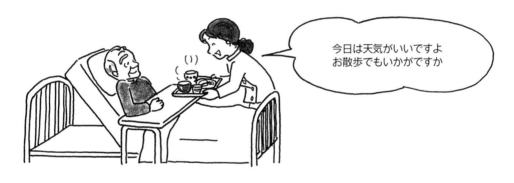

(2) 訴えをいかに聞くか

介護の現場では、訴えや話を聞くことが多くあります。要求、訴えは、入所者にとって必要不可欠なことであり、最低限必要の人間関係となります。この、訴える、聞くという関係性を大切にしていることが入所者に伝われば、施設でのケアプランに基づいた支援が軌道に乗っていきます。ここでは、訴えを聞くということについて考えていきます。

一口に「きく」といっても、いろいろな「きき方」があります。「聞く」は音を感じることであるし、「聴く」は聞いて理解すること、また聞き入れることでもあります。「訊く」というのは尋ねることですし、「諾く」つまり相手のいうことを肯定するというのもあります。訴える人にも「聞く」だけでいい、あるいは「聴いて」ほしい、「訊いて」もらいた

い、「諾いて」ほしい、そして「利いて」ほしい、「効いて」……といろいろな要望があるのです。「きいてもらいたい」ことをどんなふうに「きく」か、それは人間関係を考えるうえで重要なことです。

（3）アクティブ・リスニングのすすめ

「きいてほしい」と思い話していることは、相手に対して支援を求めているサインであるといえます。これに応えるのがアクティブ・リスニング（積極的傾聴）です。ただ聞いてうなずく受身的な「きき流し」にとどまらず、相手の言葉や態度が何を意味するのか、言葉の中に隠れている意味を読みとろうとしながら「きく」態度のことをいいます。

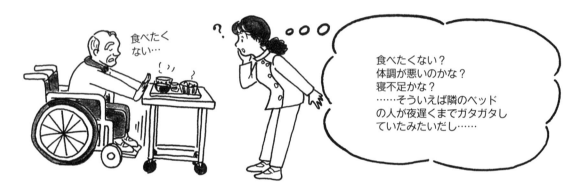

アクティブ・リスニングには次のような心構えが必要です。

①**自分のことがよく分かっていること**

　常に自分をうそ偽りなく表現できる人には、相手も「心を開いてみようかな」という気になるものです。自分の感情の動きをとらえ、自然体でいられるようになりたいものです。

②**相手をありのままに受容できること**

　アクティブ・リスニングには「きいてほしいこと」が正しいか正しくないか、良いか悪いかを判定しようとする態度や、先入観は禁物です。言葉をあるがままに受け入れることと、常に相手の人格を尊重した態度をとることが大切です。

③**相手に共感できること**

　共感とは、相手の立場に立って相手の感じていることを、あたかも自分のことのように受け入れることです。つまり、相手を積極的に理解しようとする態度のことです。しかし、間違ってはいけないのは、共感は「相手になりきる」ことではないということです。あくまでも客観的な立場を失わずに相手を見つめることが必要なのです。

3 対人関係を支援する視点

　　アクティブ・リスニングは決して簡単なことではありません。しかし、そのような態度の積み重ねによって「人間的」にも向上していくに違いありません。また「きいたこと」を理解するための幅広い知識（学問的なことだけでなく、社会一般の常識やユーモアのセンスなども含めて）を日頃から蓄えておく必要もあります。

（4）訴えの内容と対応

[体の異常の訴え]

　　高齢者の体と心は、常に老化の影響を受けています。また、周囲の環境に適応していこうとする能力や予備力が低下して、ちょっとしたきっかけで体の異常を訴えるようになります。不安が体の症状として出現することも多く、死への恐怖から訴えは多彩になります。病気もいくつかが重なると典型的症状が出にくく、コミュニケーション能力が低いと、訴えはより一層複雑になります。また毎日訴えが変わったりすることもあります。とにかく、訴えの内容を記録し、内容や変化について経過をみていきましょう。

高齢者に多い訴え

めまい・耳鳴り
顔のむくみ
息切れ
立ちくらみ
げっぷ
こむら返り
食欲低下

頭重感
口のもつれ
手足のふるえ
しびれ感
手足の冷え
足のむくみ

のどの乾き
かゆみ
体の痛み
眠れない

[依存]

　　「○○ができない」「○○をしてほしい」という訴えは、介護場面でよく聞かれます。必要とされるときにいつでも手助けできる体制をとらなくてはなりません。入所者が「できるのにやらない」場合には、体力の低下や自己認識が低い（できないと思っている）といった問題や、意欲という面からも考えて介護方法を工夫してみましょう。また、セルフケアに時間がかかりすぎる人に対して、知らず知らず代わりにやってしまったり、自分でやろ

23

うとしているのを非難したり無視したりすると、依存的な行動や訴えが増えてしまうので、注意が必要です。なかには「○○をしてほしい」と訴えることが、唯一の他人とのコミュニケーションであったりする人もいます。そのようなときは、話し相手になる時間をつくってみましょう。また、ほかの対人交流場面（レクリエーションやグループワークなど）を経験してもらうとよいでしょう。

[攻撃]

　妄想的な部分を除くと、攻撃的な訴えのほとんどは欲求が満たされない場合に起こります。例えば、単純に欲しいものがもらえない、主張が通らない、思いどおりにならないなどです。また、施設への適応の過程や人間関係からも欲求不満が生じることがあります。攻撃的な訴えはしばしば行動を伴います。乱暴な振る舞いのみでなく、例えば「職員のいうことを聞かない」「寝てばかりいる」「孤立する」など、相手を困らせる行動として出現します。このような場合に大切なのは、私たちが攻撃的態度・攻撃的反応をとらないことです。時間をおいて、できる範囲の支援を普通に提供してみましょう。

（5）入所者同士の人間関係

　難聴や構音障害などのコミュニケーション障がいがあったり、人間関係の築き方に違いがあったりと、入所者同士のコミュニケーションを自然と発生させるのは難しいものです。職員が積極的に交流の機会を作っていくことが必要です。次のような関係性を設定すると、スムーズな交流が生まれます。

・食堂に一緒にいく、連れていってもらうという関係からはじめてみる
・出身地の近い人同士で、ふるさとの回想を話し合ってもらう
・趣味が同じ人を紹介する

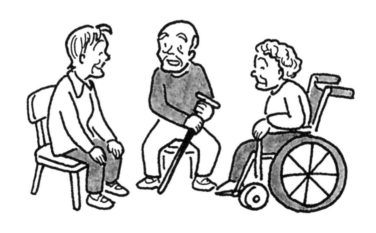

4　前向きな生活への支援

　誰にでも「やる気」の出ないときはあります。そんなときはただボーッとしたり、気分転換をしたり、あるいはゆっくりと休息したりして「やる気」を取り戻すでしょう。また、「やる気がないから……」とその場を避けたり、離れたりしているはずです。高齢者は、「やる気がない」と思われがちです。しかし、それは若い人との価値観の違いだったり、体力低下や新しい場面へ適応できなかったりが原因で生じていることが多いのです。

　また、施設内では画一化された生活に適応しようとすることで、自己の欲求がおさえられる形になり、その結果として「無気力」が生じている場合も少なくありません。意欲を持ってもらうには、高齢者の欲求をその人に合った形で満たしていくことが大切です。

（1）欲求を満たすこと

　私たちは、基本的に自分の欲求を満たすような行動を取ります。生まれたての赤ちゃんは、お腹が空くと泣いて訴えます。赤ちゃんにとって「泣く」という行動は、「空腹」という不快な刺激を知らせるサインなのです。不快な刺激（欲求に満たない刺激、ストレスとなりうるもの）を回避し、快の刺激（自分の欲求を満足させるもの）を求めることが私たちの行動の原点といえます。

　しかし、日常の私たちの行動は赤ちゃんのように単純にはいきません。不快の刺激にも耐えなくてはなりませんし、快の刺激ばかり求めるわけにもいきません。これは赤ちゃんの時代にはなかったもっと高度の欲求……自分を成長させようとする欲求に基づいているからであり、これらが社会の秩序を形成していくのです。

　自己実現や自我の欲求は、自分を成長させるための欲求であり、生理的欲求や安全・安定、社会的欲求が充足されたうえに成り立っています。「意欲の低下」はこれらの下位の欲求が満たされていないために、欲求不満状態に陥ってしまったり、下位の欲求で満足してそれ以上を求めようとしなかったり、あるいは周囲がより高いものを求めすぎたりしたときに起こることがあります。

人のもつ欲求と、生じやすい問題

　まず、人のもつ欲求の段階を知り、入所者がどんな欲求をもち、また、どうとらえているのか考えてみましょう。

①生理的欲求

　施設では生活が画一化されやすいために、本人の生理的欲求とのズレが生じてくることがあります。

②安全・安定の欲求
　高齢者は安定指向が強く、自分で行動を制限してしまうことがあります。
③社会的欲求
　新しい社会形成が難しく、また愛情の対象が求めにくい状況が高齢者の孤立を誘うことになります。
④自我の欲求
　自分らしさを出せる機会の少ない生活では、この欲求は成立しません。施設の高齢者は欲求を表現することもなく、下位の欲求のみに満足している人も多いのです。
⑤自己実現の欲求
　現在の生活の中で「過去の生活をもひっくるめた自己」をどう認識し、また表現していくのか、自分らしい生活をどう確立していくのかは、最後までみんなで考えるべき課題となります。

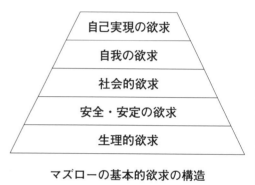

マズローの基本的欲求の構造

（2）意欲を阻害するものとの対処の仕方

　意欲を阻害する具体的なものとして、以下のような要因が考えられます。要因はひとつではありません。いろいろな対応を試しながら、意欲を取り戻してもらいましょう。

[意欲の低下する病気]
　認知症、うつ病などでは意欲が低下し「何もしない」状態になったり、「何もかもやりたくない」状態に陥ったりします。また脳の障がい、特に前頭葉障害では意欲が低下します。ほかにも、糖尿病などの代謝疾患でも意欲低下が起きることがありますので注意しましょう。

[体力が低下していたり衰弱している]
　意識の状態が清明でなかったり、生命活動を営むぎりぎりの体力だったりすると意欲は生じません。また高齢者では体調を少し崩したり、病気になる前兆として意欲が低下してくることがあります。

[動くことへの不快感]
　行動を起こそうとすると不快感が生じる場合、例えば麻痺があったり、痛みやしびれ、

あるいはめまいなどの身体症状が出現したり、過去に行動を起こして不快な思いをした経験（勝手な行動をとって叱られたり、迷惑をかけられたりしたなど）があった場合は、行動に対する不快感を取り除く一方で、行動に対して称賛を示していかなくてはなりません。もちろん十分に時間をかけることが大切です。

[目的がない]

　より低いレベルの欲求で満足してしまっていないかを考えてみましょう。また行動を他人の手で代償させすぎていませんか（過剰な介護など）。目的をもつことで「やる気」を促すことが大切です。できるだけ身近に、しかも具体的な形で目的を設定しましょう。

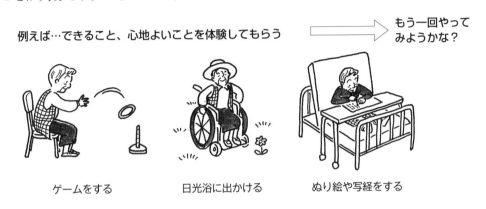

例えば…できること、心地よいことを体験してもらう　　→　もう一回やってみようかな？

ゲームをする　　　　日光浴に出かける　　　　ぬり絵や写経をする

[あきらめ]

　高い欲求を持っていても、それが充足されない状況が続けばあきらめに変わってしまいます。また周りがあまり高い要求をするのもよくありません。

3章

運動機能に応じたアプローチと
マネジメント

3章　運動機能に応じたアプローチとマネジメント

この章の見方

この章では歩行や立ち上がりなどの基本動作を以下の5つの項目に分けて記載しています。日々の介護の参考にしてください。

（1）観察すること

動作能力向上の可能性を見いだすためのチェックポイントです。

高齢者の場合は、ふだんできていることと最大の能力がかけ離れていることが多いので、観察には注意を要します。

次のようなことを念頭に置いて観察し、その人のもつ能力を正しく判断してください。

① 環境条件が整っているか
② 体力が十分か
③ 習慣化しているか
④ 意欲、依存心の問題
⑤ 介護量の問題

（2）目標とするところ

ケアもリハビリテーションも、目標を明確にしなければなりません。高齢者の場合、"現状維持"という言葉をよく使いますが、これでは不十分です。今持っているどんな機能をどのように維持していくのか、どの部分をより強調して安定させていくのか、また、そのうえに新しい動作が獲得できるのかなどを確認しましょう。

（3）自立支援のために — QOL の向上を含めて

自己決定を原則とすることで、その人らしさにつながると考えます。ケア側が主体とならず、本人の希望を聞き取るようにしましょう。

（4）生活の中でのリハビリテーション

日常的なケアの中で、特に気をつけると機能低下を防ぐことができる点についてあげています。

（5）トレーニング

より安全かつ簡単にできる運動を選んでいます。また、動作の分析の仕方や専門的なトレーニングについて説明しています（p.66～）。これらを知ることで対応方法に広がりができ、各人に合わせた工夫ができるようになってきます。ぜひ参考にしてほしいと思います。

1 歩ける人

　歩けるといってもさまざまなレベルがあります。一歩一歩やっとのことで歩いている人もいれば、補助具を使うだけで一般の人と変わらずに歩ける人もいます。また、歩けるのに寝てばかりいる人、歩くときに多大なエネルギーを費やし、あとは寝てばかりという人もいます。いま持っている歩行機能をできるだけ維持するとともに、より効率的な歩行を獲得できるよう支援していきましょう。そして歩くことだけでなく、日常の生活行動が安全で効率よく行われるようマネジメントしていくことが重要になります。

〈歩行の効率を悪くする因子〉
- ・歩行が不安定である
- ・体力の低下
- ・動きにくい服装（スリッパや寝間着など）
- ・視力低下
- ・危険、転倒への認知力の低下

（1）観察すること

① **どのような状態で歩いているのか**　（歩行の見方→ p.66，杖のつき方→ p.69）
- ・危なっかしくないか　　・バランスはどうか
- ・スピードはどうか　　　・杖や装具を正しく使っているか

② **生活の範囲はどのくらいか**
- ・どのようなときに歩いているのか
- ・どこまで歩いていけるか　　・歩いたら疲れるか

歩くことの大切さ

　歩くためには、まずどこかへ移動しなければならない「必要性」を感じなければなりません。それは「欲求」といわれるものです。これが歩こうという意欲につながり、運動の神経へと伝えられます。一方で、歩くエネルギーを作り出さなければなりません。心臓や肺が酸素を供給し、筋肉で栄養元が効率よく燃焼できるようにします。これらが総合されて、歩くことへとつながります。どれが欠けてもうまく歩けません。さらに、それだけでは十分ではありません。例えば、浴室ではすべらないようにするなど、場面によって、歩き方の調節をしなければなりません。周囲の状況を目や耳、

触った感じ（触角）などを総動員して全身が協調され、その場面にあった歩行ができるようになるのです。「歩く」ことは足があればよいというのではなく、全身の機能が協調されて初めて「うまく歩ける」ようになります。逆に考えると、歩くことは私たちの体にさまざまな働きを生み、よい影響を与えていることになります。

[**高齢者の歩行の特徴**]

加齢に伴い歩行速度は低下してきます。これについては以下①〜④の理由が考えられます。

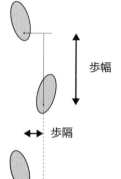

① 歩幅の減少（70歳代では20歳代の75〜80%に減少する）
② 歩行速度の減少（70歳代では20歳代の約70%に低下する）
③ 歩隔の増加
④ 腕振り角度の減少

歩幅は一歩のことで、歩隔は横の幅のことです。つまり、③の歩隔が増加するというのはワイドベース、足が横に開くということです。

例えば、股関節の伸展の可動域制限や蹴り出しが不十分となり、歩幅が狭くなってくることが大きく関与していると考えられます。さらに、重心が後方に残りやすくなるなど、バランス能力の低下が起こることで、大きく足を出すことが難しくなります。一度現場で歩行動作を見てください（p.66〜）。またこの姿勢を体験してみることで理解が進むと思います。

（2）目標とするところ

① **体力の維持**

　一定の歩行距離を保つことで、体力を維持することができます。

② **歩行能力の維持**

　歩いていられる時間を長く保つためには、日々の体調を整えて病気にかからないようにすることも大切です。

③ **効率のよい歩行**

　少しの工夫で歩くのが楽になることがあります。

（3）自立支援のために―QOLの向上を含めて

「歩ける」「自分で移動できる」ということは、本当にうれしいものです。「食堂へ行く」「買い物に行く」「ちょっと散歩に行く」など、生活範囲を広げるような場面を作っていきましょう。

例えかつてのように歩けなくても、少しでも「歩ける」ことは心の支えになります。平行棒内や訓練時など、歩ける場面を残しておくことも大切です。

[体力の維持]

体調が悪くて寝込んだり、ちょっとした環境の変化があったりすると、高齢者はすぐに体力の低下を招きます。安静が長ければ、当然生活するに見合う体力もなくなっています。体調が回復したら、できるだけすみやかに元の生活レベルに戻れるように支援します。

「歩いていた」から「歩けるはず」ではなく、もう一度「安静感」を断ちきることから始めます。患者から生活者への役割の変換を、周りの人がスムースに支援していくことが第一です。これがうまくいかないと「なんでもやってもらいたい」「寝ていたほうが楽」と「入院大好き症候群」になってしまいます。

ただし、大切なのは無理のないところからやり直すことです。始めから手の届かない高い機能を求めると、すぐに意欲をなくしてしまいます。

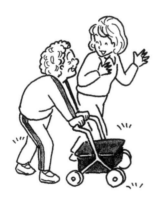
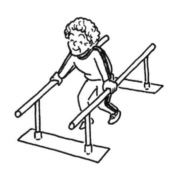

（4）生活の中でのリハビリテーション

歩きやすい環境を作り、歩行を支援します。

[ベッドでの生活]

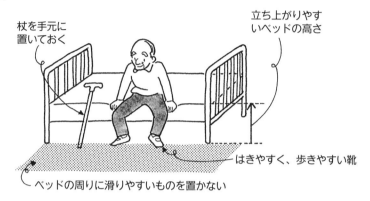

[タタミと布団での生活]

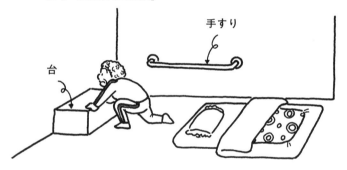

（5）歩ける人のトレーニング

歩行維持のために、歩行を阻害する因子をできるだけ取り除きましょう。

● **痛みについて**

　腰や下肢に痛みが出ると動くのがおっくうになり、歩行能力が低下してしまいます。痛みは麻痺や筋力低下・拘縮などと違って目に見えないものです。他人には伝わりにくく、訴えるほうも、それを聞くほうもつい感情的になりがちです。また痛みに"こころ"の問題が関係していることもあり、身体的要因だけでは片づけられないものです。まずは「痛い」ことを「体と心の危険信号」と理解し、受容していく態度が必要です。

1 歩ける人

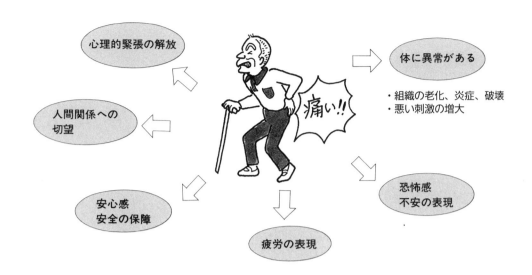

● 「痛い」と訴えられたら……
① どうしたのかを尋ねる。
② 原因を取り除く。「我慢」してはいけません。
③ 温熱やマッサージをしてみる。
④ 軽いストレッチングや体操をしてみる。

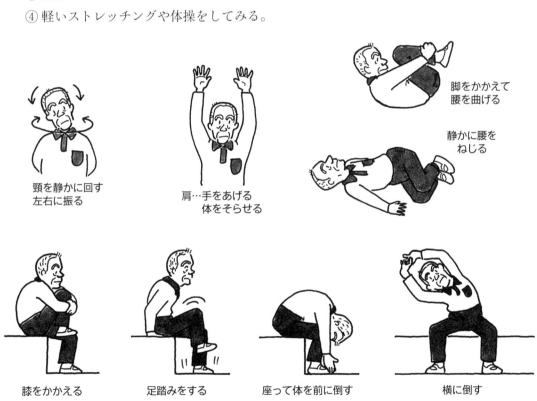

3章 運動機能に応じたアプローチとマネジメント

［症例］ 検査入院をきっかけに歩かなくなった佐藤さん

　佐藤さん（86歳　男性）は、軽いパーキンソン症候群で、歩くのが少し不自由でしたが、杖をついて散歩ができていました。しかし、体調を崩し、検査のために入院してからは、すっかり寝込みがちな生活になってしまいました。

　歩くどころか動くのもイヤになって、「体操をしてみませんか」と声をかけると「こんな年寄りをいじめて何がおもしろい」と怒鳴る始末。トレーニングのためといっても少しも動こうとはしてくれませんが、寝返りもできるし、たまに起き上がっていることもありました。特に麻痺があるわけでもありませんが、足は廃用性萎縮で細くなっていました。

　まずは車いすに乗ってもらうことから始めました。車いすに乗り降りする機会を増やすことで、立位がとれるからです。うまく口実をつけて、できるだけ手を貸さずに……。次は車いすの操作をしてもらいました。車いすの操作は、座位のバランスをとるのにとてもよい練習になります。

　歩行は、拒否が強かったのですが、2メートルぐらいから始めて、徐々に距離を延ばしていきました。足の筋力低下でふらつきがあり、始めは後ろから抱え込んでの歩行でしたが、歩行練習を始めて1カ月ぐらいするころから足の力がつき、手を引いて歩くことが可能になりました。

　今でも「動くのはイヤ」というのは口癖のように言っていますが、足の筋肉の萎縮が少し改善され、歩行能力は保たれています。今日も「イヤだ」と言いつつ、ニコニコしながら歩いています。まだひとりでは歩こうとしませんが、脚力がつき、トイレは車いすで移動し自立できるようになりました。

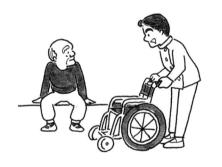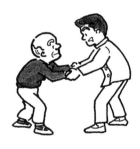

1 歩ける人

[症例] 自分のできることを続けたい（生活を自律している）飯田さん

飯田さん（77歳 女性）は早くに夫を亡くし、62歳まで働いて、ひとりで2人の子どもを育てあげました。その後、老人クラブの旅行などに参加してのんびり暮らしていました。ところが、その旅行先で脳出血を起こし、軽い右片麻痺になりました。長女が大阪在住だったため、大阪の病院に転院し、その後施設入所になりました。

入所時はなんとか歩くことができましたが、体力と安全性に問題があり、ベッド周囲の移動のみで食堂へは車いす移動、トイレはポータブルという生活から始めました。

入所を娘が自分に相談なく決めてしまったことから「私ほど不幸な人間はいない」と、うつ的な訴えが多く、緊張の高い毎日でした。ただ、訓練は毎日行い、レクリエーションに誘うと参加していました。

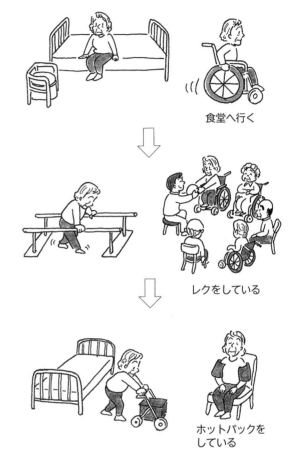

食堂へ行く

レクをしている

ホットパックをしている

訓練室では平行棒での歩行、階段の昇降、全身調整のための体操、腰痛に対しての温熱療法を行い、次第に歩行も安定して体力がついてきました。

1カ月後に居室も自立性の高いコーナーに変わり、歩行を移動手段とした生活が確立しました。

自分でできることが増えると、それを行うことで精一杯になり、風呂のない日にホットパックに行くだけで、訓練とレクリエーションには参加しなくなってしまいました。しかし、飯田さんは自分の生活を自分で組み立て、その中で歩行機能を維持しています。

飯田さんは介護される立場のときは、周囲の申し出に応じてレクリエーションにも参加してくれましたが、自立した生活を確立すると、調子のよいときに訓練をするだけで、作業療法は拒否しています。しかし、生活の中で機能は維持されているので、職員は飯田さんの"自分で決める"という姿勢を大切にしていきたいと思っています。

2 立てるが歩けない人

　立つことはできるが歩けない、あるいは2～3歩は歩けても実用的にならず、ベッドから離れられない人には、移動の方法を整えて、生活の範囲を拡大していけるようにします。行きたいところにひとりで行けるのは、とても大きな喜びです。また、移動すること自体が運動になるので体力の維持にもつながります。

　しかし、立つことや2～3歩の歩行が、即実用的な歩行につながるわけではありません。生活の中での移動手段として「歩ける」ようになるには、体力が伴わなければなりません。そこまで至らない人もたくさんいます。まずは立って「安全に」動作を行う機会をできるだけ多くして、身の回りの動作に取り入れながら、他人に依存していた部分を少なくしていくようアプローチすることが大切です。（立位の安定にむけて→p.72）

〈歩くことを阻害する因子〉
・手や足の麻痺
・体力の低下
・下肢や腰部の強い痛み
・歩く目的がない。意欲がない

（1）観察すること

① **立ってもらう**
・物につかまって立っているか
・立ったときに痛いところはないか
・立ってフラフラしないか
・その場で足踏みができるか

② **伝って歩けるか**
・ふだん起きている時間は多いか
※寝てばかりいる人は、歩く能力は持っていても体力が低下している場合がありますので注意しましょう

平行棒の中では
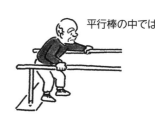

手を引いたら
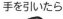
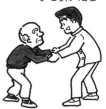

歩行器では……
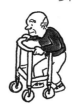
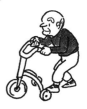

2 立てるが歩けない人

高齢者の転倒と骨折

　立てるようになり、歩きかけたころに転んで、足の骨を折って寝たきりに……という話をよく聞きます。年をとると（加齢の現象は 20 歳ぐらいからといわれていますが）、骨を作るカルシウムがどんどん血液中に出ていくため、骨が非常にもろくなります。さらに、長い間体重をかけない骨は、それ自体の弾力性もなくなり、骨を支持する筋肉も弱くもろくなっています。また、高齢者は転倒しかけたときにバランスを保とうとする反応が低下しているので、転倒しやすく骨折も多くなります。骨は体重をかけたり、筋肉を使ったりすることによって、強さを保つことができるといわれています。運動は骨にとっても大事な栄養素です。

(2) 目標とするところ

① 日常で立つ機会を増やす
　　（車いすへ移る・ポータブルトイレに移るなど）
② 安全に立てるようになる
　　（人的介助→物的介助→自立）
③ バランスを向上し歩行につなげる

(3) 自立支援のために―― QOL の向上を含めて

　自分で移動ができることで、生活は急激な広がりをみせます。本人の「負担にならない」ことに注意しながら、生活の中に役割や楽しみを組み込みます。

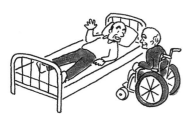

・友人のベッドまで行って話をする
・水分補給などを手助けする

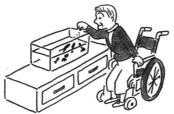

・金魚の世話、植木の水やりなどの役割を担当してもらう

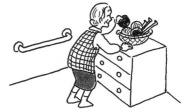

・編み物など身の回りでできる趣味を開発し、気が向いたときできるようにしておく

（４）生活の中でのリハビリテーション

　移動が自立することで、生活の範囲はぐっと広がります。また、ベッドを離れる機会も増え、生活がより社会的になります。しかし、何もかも「できることはやってください」というのでは、「立つこと・歩くこと＝体力の浪費」と考えて動こうとしなくなります。本人にとって有益になることから、部分的・段階的に自立できるように支援していきましょう。

> 　「危ないよ！」というのは危険を知らせる言葉ですが、禁止を意味することもあります。歩ける人の中には「自分が歩くと危ないから……」と、歩くことを遠慮してしまう人もいます。「危ないよ！」を連発するのではなく、危なくないようにするにはどうしたらよいかを考えなければなりません。

［第1段階］
声かけをして一部分をやってもらう

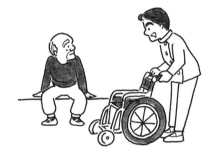

［第2段階］
声かけをして、そばにいて見守る、激励する

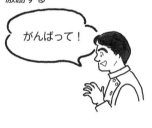

［第3段階］
声をかける

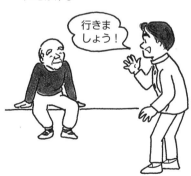

［第4段階］
本人にまかせてみる

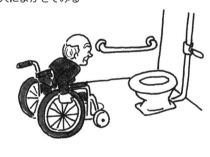

（5）立てるが歩けない人のトレーニング

① **安定して立つ**（立位バランス保持練習 → p.72 も参照してください）

歩くためにはその前提として、しっかりと立てなければなりません。
- 一人で立ったり座ったりしてみる
- 自分のペースでやってもらう
- 介助するときには本人のペースを乱さないこと

② **平行棒の中で歩く**

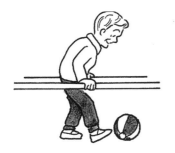

ボールけり（ボールは軽いものから
徐々に重いもの）

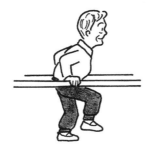

足踏み

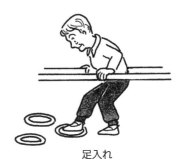

足入れ

③ **方向転換**

平行棒の中で方向転換をするのは、なかなか難しいものです。また、体力の低下している人にとって、平行棒を一往復するのは難しいこともあります。平行棒の両側に椅子を置くと楽になります。

［方向転換のしかた］

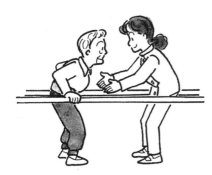

- バーをしっかり握り、その場に
  立っているように指示します
- その間に介助者が前へ回ります

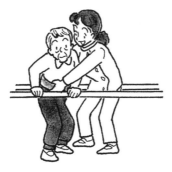

- 手を持ちかえさせ、腰を持ちな
  がら回転の方向に誘導します

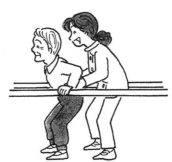

3 ひとりで起きられるが立てない人

　ひとりで起きて座れるというのは、すばらしいことです。しかし、どうしてもベッド中心の生活になりますから、刺激がなければ眠ってしまう生活になりかねません。またベッド上では手の届く範囲が限られているので、セルフケアを自立するには至らない場合がほとんどです。ぜひ立てる可能性を見いだし、車いすを使って自力で移動できるようにしたいものです。立てなくても極力ベッドでできるセルフケアを自立できるよう支援します。

〈立つことを阻害する因子〉
- 下半身の麻痺や筋力低下
- 下肢の強い拘縮や変形
- 下肢の骨折の手術後（大腿骨頸部骨折など）
- 腰や足の強い痛み

（1）観察すること

　腰を浮かせられるか。足に力を入れているか。物につかまれば立つことができるか。
　少しでも立つことができれば、ひとりで移動ができる可能性があります。どれくらい介助しなければならないか試してみます。（立ち上がり → p.73）

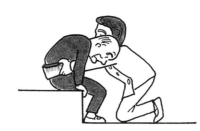

さまざまなトランスファーの方法をトライしてみる

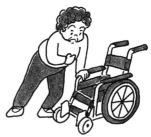

片麻痺のある場合には、良い方の手足を利用して車いすへ移ってもらう

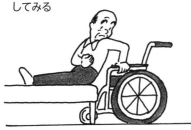

下半身麻痺があり、立てない場合には、ベッドから直接車いすへ移ってみる

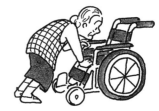

体に痛みがあって立ちにくい場合には、前側に車いすを置いて支えにして立ち上がる

車いすに自分で移るためには、適切な場所に車いすを置けることがポイントになります。環境整備にも力を注ぎましょう。

四つ這い、いざりなどの床面での移動はできますか？　生活空間をベッドから床に敷いた布団に移すだけで、生活の範囲が広がることがあります。

下肢の循環障害

座っていることが長くなると、足のむくみがひどくなる人がいます。これは足に流れた血液やリンパ液が、重力に抗して心臓の方へ戻れなくなるために起きる現象です。

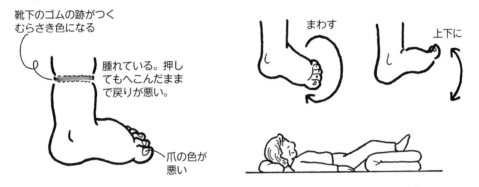

足の循環は筋肉の動きによって促されていますので、足をダラーっと垂らすのではなく、動かしているとむくみが少なくなります。それでも治らなければ、足を心臓より高い位置に置くとよくなります。

（2）目標とするところ

① **ベッド上でのセルフケアの自立**
小さなことでも自分でできることを増やしていきます。
② **車いすを使った移動**

（3）自立支援のために―QOLの向上を含めて

[生活の中で立つ機会を]

何とか立てる人の場合は、積極的に離床の機会をつくります。車いすへの移乗や、ポータブルトイレへの移動などの回数を増やし、その中で適切な立ち方や体重の支え方を経験してもらいます。

3章 運動機能に応じたアプローチとマネジメント

生活行動＝リハビリテーション

起床　朝食　レク　昼食　昼寝　訓練　おやつ　夕食　TV　就寝

ベッドトランスファー　車椅子へ　ポータブルへ　車椅子へ　ポータブルへ　車椅子　ポータブルへ　車椅子　ポータブルへ　車椅子　ポータブルへ　車椅子　ポータブルへ　ポータブルへ

1日何回も練習できます

（4）生活の中でのリハビリテーション

　セルフケアの自立に向けて、まず排泄の自立に挑戦してみましょう。排泄動作が自立できるようになると自信につながり、生活行動に対する意欲も増大します。尿意や便意があり、しかも少しでも立つことができるのであれば、介助してでもポータブルトイレに移ってもらいましょう。

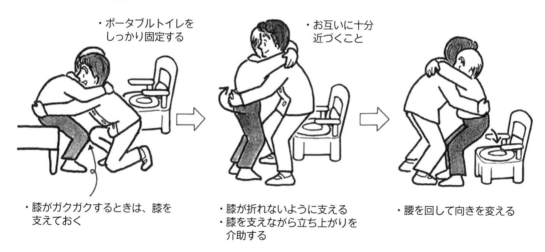

・ポータブルトイレをしっかり固定する
・膝がガクガクするときは、膝を支えておく

・お互いに十分近づくこと
・膝が折れないように支える
・膝を支えながら立ち上がりを介助する

・腰を回して向きを変える

●ベッド周囲の環境など

　どうしてもポータブルトイレを使えない場合でも、ベッド上で排尿ができないかを検討してみましょう。
　・さしこみ便器
　・しびん　・自動採尿器　　など

3 ひとりで起きられるが立てない人

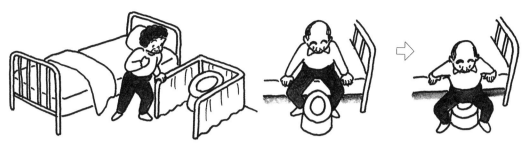

・立ちやすさ、安心のために枠をつける
・カーテンをつけたりという配慮も必要

・立つのが難しい場合は、便器にまたがる方法も

(5) ひとりで起きられるが立てない人のトレーニング

●**足を動かす**（座位機能の向上にむけて → p.76〜）

　座位を基本とした生活では、足を動かすチャンスは案外少ないものです。また、長い間体重を支えていない足は筋力も弱く、骨も脆くなっています。立つための準備は慎重に、かつ気長に進めなければなりません。

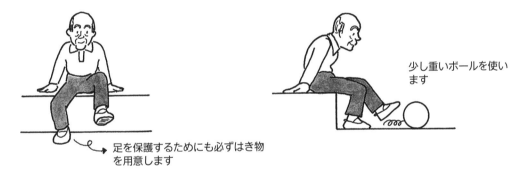

足を保護するためにも必ずはき物を用意します

少し重いボールを使います

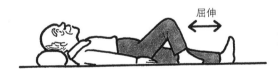

ベッド上で足を動かしたり、無理のない範囲で筋肉をストレッチし、体の柔軟性をつけておきます

●**体重を支える**（立ち上がりの練習 → p.75〜）

　自分で立つことよりも先に、まずは体重を支えることを練習しましょう。

　平行棒や肋木など支える物があると安心感があります。介助者は前側に立ち、体を前屈曲させてお尻を持ち上げるようにします。力がなくて立っていられないときには、膝と膝を合わせます。立ち上がることよりも、両足に体重がのり、支えていることが重要です。

　体重を支える練習ですから、立っていてもお尻が引けて足に体重がかかっていなければ

不十分です。また、手すりを引っ張っている場合もありますので注意しましょう。

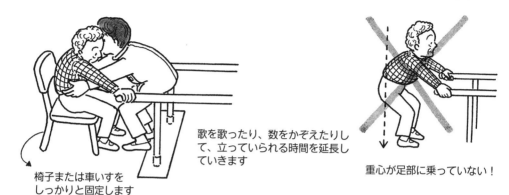

椅子または車いすをしっかりと固定します

歌を歌ったり、数をかぞえたりして、立っていられる時間を延長していきます

重心が足部に乗っていない！

●片麻痺の人には

麻痺していないほうの足で、しっかり体重を支えられるように練習していきます。もちろん麻痺のある足の力が出るのなら、できるだけ両足に力を入れるようにします。片麻痺の人の中にはバランスが悪い人がたくさんおり、足の力のなさよりもバランスの障がいによって立てないことがあります。

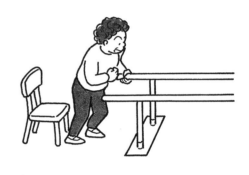

●下半身麻痺の人には

脊髄損傷などで両下肢に麻痺のある人は、足をついて立つことが困難です。少なくとも座る能力のある場合は、腕に十分な力をつけ、腕の力を利用した動作を応用します。

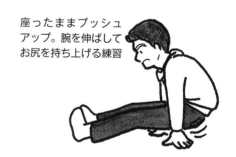

座ったままプッシュアップ。腕を伸ばしてお尻を持ち上げる練習

立つと痛みのある人

　立つ能力はあっても「痛いから」と立つことを嫌がる人もいます。「痛くても我慢して……」は禁物です。鎮痛を試み、痛みをできるだけ抑えながら立つことを進めていきましょう。

●痛みを訴えやすいところ

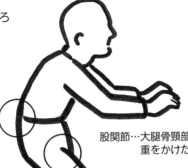

腰…神経が圧迫されて痛い。筋肉が硬くなっていると痛みます

股関節…大腿骨頸部骨折のあとなどには、体重をかけたときに痛みが出ます

ふくらはぎ…筋肉が縮んでいると痛みが出ます。長い間立っていると循環が悪くなり、痛みが出ることもあります

膝…膝が変形していると痛むことがあります

足首…長い間体重をかけていないと、関節が固くなったりして痛みが出ます。ほとんどは徐々に慣らしていくとおさまります

●鎮痛のためには温めるのが手軽です

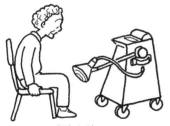
極超短波

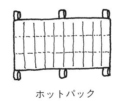
ホットパック

●温めてはいけないとき…
・痛いところに炎症の症状がある
　　赤くなっている
　　あつい
　　腫れている
・きずがある

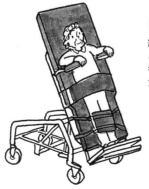

[斜面台の使用]
斜面台（起立台）は立つ力がなくても立位をとれますが、恐怖感はあります。また、高齢者では、血圧のコントロールができない場合が多いようです。注意して使用しましょう

4 ひとりでは起きられないが起こせば座っていられる人

「寝たきり」といわれる人たちの中には、座れる能力をもちながらも、ひとりで起きられないために一日の大半を寝て過ごす人がたくさんいます。高齢者は「起き上がる」という動作が再獲得しにくいため、「座っている」ことができても、ひとりで座るという一連の動作を獲得することができません。手足の麻痺などを合併しているとなおさらです。座位を基本とした生活は、それだけで廃用症候群を予防し、さらに生活の範囲を広げることにより、自己実現の可能性を大きくしていきます。

〈ひとりで起きることを阻害する因子〉
- 手や足の強い拘縮、特に関節を動かすと痛みを伴うもの
- 手足の筋力の低下
- 手や足の麻痺
- 強い背部痛や腰痛など

（1）観察すること

① **背もたれが必要か**
　ギャッチアップして起こすと、背もたれによりかからなくても座っていられるか。体が傾いていないか。

② **立ち上がれるか**（立ち上がり動作の観察 → p.73）
　ひとりで起きられなくても、少しの間なら足を踏ん張っていられる人もいます。このような人は車いす移乗の介助量が減るのでたいへん楽になります。

③ **ベッドサイドに座っていられるか**
　起こしてベッドサイドに座ってもらうと、少しの間はひとりで座っていられるか。疲労感は訴えているか。バランスはよいか。

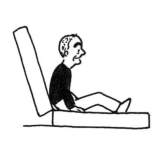 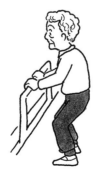 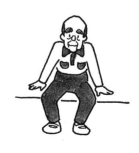

（2）目標とするところ

① 一日の大半を座って過ごす

座位の時間をできるだけ長くしていき、最終的には日中は座って過ごせるようにします。

② 座って何かをする

座ることに余裕が出てきたら、何か目的ある行動のために「座れる」ようにしていきます。また、座らせるのではなく、自主的に「座りたい」意欲をつけるための活動を探します。

寝てばかりいると、座る体力もなくなる

寝てばかりいると、座るために必要な体力も失ってしまいます。「座れる」ことと「ずっと座っていられる」ことは違います。

- 体を支える背中の力が弱くなると……背中がだんだん曲がって丸くなります。
- 首の力が弱くなると……頭がうなだれてきます。
- お腹の力が弱くなると……体がダラーッとします。
- 肺や心臓の機能が衰えると……座っているだけでも"ハアハア"と息づかいが荒くなります。

座れるからといって急に座位の生活をすると、体力が追いつかずに「座るのはしんどい」と思うようになります。「座ってください」と強制するのではなく「もう少し座ってみようかな」と思えることが大切です。

（3）自立支援のために— QOL の向上を含めて

［症例］　ひとりで起きられるようになった

田中さん（87歳　女性）は左片麻痺で左上腕も骨折していました。麻痺の程度はあまり重くありませんが、日中のほとんどを寝たままで過ごすことが習慣になっていて、全身の筋力低下があります。食事時間にはベッドでの端座位はとれますが、起き上がりと横になるときには介助を要します。訓練開始時での評価では、もう少しだけ筋力がつけばひとりで起き上がり、また寝られるようになりそうでした。本人に自分で寝起きできそうなこと、そうなると寝たきりではなくなることを伝えると、「わたしはひとりで起きたいなんて思わない。このままでいい」との返事が返ってきました。

しかし、OTの熱心な関わりで、訓練は行ってくれました。内容は、座位の耐久性の向

上のためのさまざまな活動と寝返りの練習です。田中さんはふだんから人と接する機会が少なかったので、自分のことを気にかけてくれるOTとの交流を楽しみにしていました。しかし、訓練にはあまり乗り気ではなかったのか、ほかの職員には「あの先生の訓練はしんどくって疲れ切ってしまう」などと漏らしていました。また、ひとりで起きるためには邪魔になる布団を足で蹴ってまくろうというOTの提案に、「そんなはしたないことはできません」と起き上がることへの拒否は続いていました。

起き上がり動作の練習やもう少し高度なバランスの練習、筋力トレーニングなどをOTの熱心さに引きずられて行ううちに、もう少しで起きられそうという感触が田中さんにも感じられたのかある日、「ゆうべ、ひとりで起きた夢を見た」と語ってくれ、それからは起き上がることに拒否を示さず訓練をやってくれました。

訓練開始後1年半で、ついにひとりで起きることができました。その後は昼食前、夕食前に声かけをして、ひとりで起き上がってみるというのが日課になりました。しかし、冷え性の田中さんは起き上がりはなんとかなるのですが、寝転んだ後自分で布団をかぶれないこと、足枕を適当な位置に置けないことが気に入りません。その結果、起き上がりという運動は自立しても、いつでも好きなときに起きては寝るという生活行為には結びつけることができませんでした。職員が検討した結果、食事前にひとりで起き上がってもらい、寝るときには職員が協力することになり、それ以降は自分で時間を見て食事の用意をすることが定着しました。気候の変化や、体の調子でできないことはありましたが、この「ひとりで起き上がる」行為は細々と続いています。

このケースは、OTとの交流が訓練の動機づけになっています。その交流がきっかけとなり、訓練を重ねることで、「起きたくない」「はしたない」が、「起きる夢を見た」という言葉に変わりました。このように相手の言葉を鵜呑みにせず、可能性を見つける姿勢も時には必要です。また、獲得した動作を実生活に位置づけることは必要ですが、なかなか困難な場合が多いのも事実です。

上記の症例紹介（田中さん）の中で、自己決定ができていることが自立支援であり、QOLの向上につながっています。

また、医療の面からみると、座ることが「良」で、ベッドに寝ていることが「悪」と考えてしまいがちですが、本人にとってのベストは何かということを考え、医療面でのベストと合わせ、より長く続けられるものを選択することが大切です。

（4）生活の中でのリハビリテーション

座って生活してもらうためには、介護の手が必要です。一日のタイムスケジュールを決

4 ひとりでは起きられないが起こせば座っていられる人

めて、その中に座位の時間を組み込んでいきます。

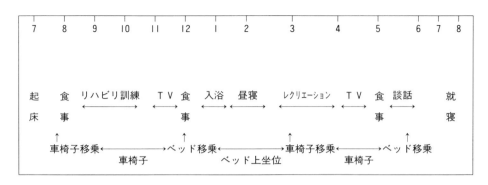

● 車いすへの移乗

車いすへの移乗は大変ですが、ちょっとしたコツをつかむことで案外楽になります。本人の持っている力を最大限に利用しましょう。

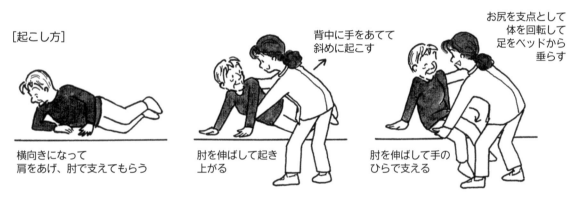

[車いすへの乗せ方]

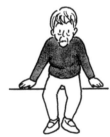

ベッドの端に座ってもらう

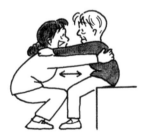

足をしっかりと床につけて腕は肩にかけてもらう。足のガクガクする人は膝を合わせて支えておく

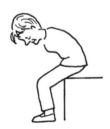

頭をさげて重心を足にのせるようにすると、お尻が持ち上がりやすくなる

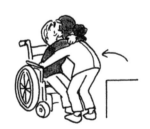

お尻が持ち上がったらすばやく体をまわして車いすに乗せる

3章 運動機能に応じたアプローチとマネジメント

（5）ひとりでは起きられないが起こせば座っていられる人のトレーニング

●**座位での耐久性とバランスをつけていく**（座位機能の向上 → p.76）

背もたれのある椅子から始め、徐々に背もたれのない椅子やベッドの端を利用します。

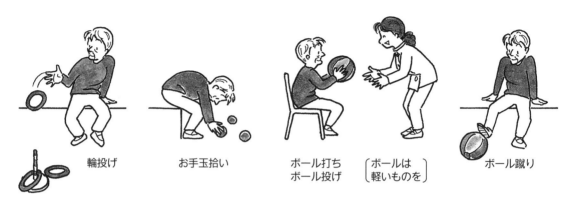

輪投げ　　お手玉拾い　　ボール打ち　　〔ボールは　　ボール蹴り
　　　　　　　　　　　　ボール投げ　　軽いものを〕

●**ひとりで起き上がることにも挑戦してみる**

ひとりで起き上がることを獲得するのは、高齢者にとって大変難しいことです。無理をせずにできる部分を強化しながら体力をつけ、介助の力を軽減させるようにします。目標は支持すれば、部分的な動作が協力できることです。

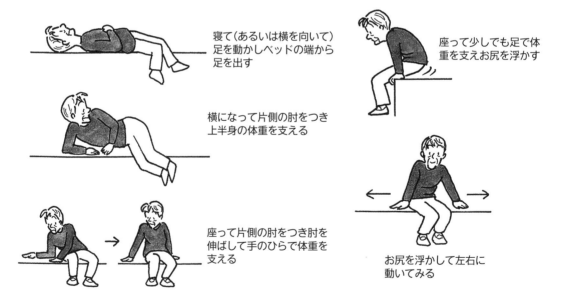

寝て（あるいは横を向いて）足を動かしベッドの端から足を出す

座って少しでも足で体重を支えお尻を浮かす

横になって片側の肘をつき上半身の体重を支える

座って片側の肘をつき肘を伸ばして手のひらで体重を支える

お尻を浮かして左右に動いてみる

●**車いすを動かしてみる**

実用性はなくとも、使える手足を上手に動かす練習になります。

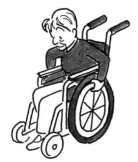

車いすにしっかりと座り、両手でハンドリムを動かして前へ進みます

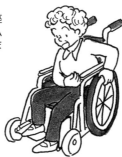

半身麻痺の人専用の車いすもありますが、普通の車いすで麻痺していない方の手でハンドリムを回し、足でかじをとります

5 なんとか起こせる人

　座ることで生まれる変化で一番大きいのは視界が変わることです。臥床しているときとは比べものにならない情報量が目から脳に入り、それだけでも脳を活性化する刺激となります。私たちはこの脳への刺激量が増えたことで対象者がどのように変化するか観察することも大切です。

〈座ることを阻害する因子〉
- 長い間寝たきりでしばらく座った経験がない
- 手や足に麻痺がある、拘縮がひどい
- 座ったときにバランスがとれない……脳の病気ではバランスの反応がなくなることがあります
- 強い起立性低血圧
- 殿部の褥瘡など

（1）観察すること

① **ギャッチアップして起きられるか**（60度以上起こしても体がずれてこないか）
　訴えがなければほとんどの人は車いすに乗ることができます。またギャッチアップして体がずれてきても、ベッドから足を垂らして座ってもらうと安定して座れる人もいます。

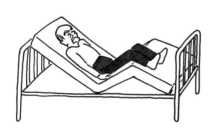
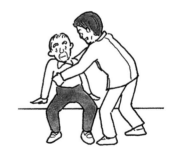

② 車いすに乗っていられるか
2人で介助して車いすに乗せてみる。痛みの訴えが多少あっても、なんとか車いすに座っていられれば、座位時間が広がる可能性があります。

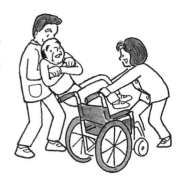

(2) 目標とするところ

① 座位の安定
車いすに安定して座っていられるようにする。
② 生活範囲の拡大
車いすに乗ってベッドから離れ、いろいろなところに出かける。

(3) 自立支援のために ― QOL の向上を含めて

① 生活範囲の拡大
　居室から出て、食堂やデイルームへ行くことを習慣づけます。
② 人との交流
　まずは職員との会話を楽しむなど関係づくりから始めましょう。
③ できることを見つけていきましょう。

起立性低血圧
　寝た状態から急に起き上がると、一時的に血圧が下がります。普通はすぐに調節されますが、その調節が効かなくなると血圧が下がりすぎて、めまいや吐き気、脱力感などを起こします（失神することもあります）。調節を取り戻すためには、少しずつ頭の位置を起こしていかなければなりません。また、座っていて無症状でも急に立ったりすると、症状があらわれることがありますので注意しましょう。

---

(4) 生活の中でのリハビリテーション

　座ること自体が、リハビリテーションになります。起きる時間を増やし「座っている」生活へと導いていきましょう。しかし、ただジーっと座っているのは誰でも苦痛なものです。まず生活の中で食事や洗面、レクリエーションなど場面を設定して、その中で自然に座っていられるようにします。

（5）なんとか起こせる人のトレーニング

●車いすに乗る

　ベッドにある程度座っていられるようになれば、車いすに座ってもらいます。工夫すれば、ほとんどの人が車いすを利用できます。正しい姿勢をとると、ベッド上で座っているよりはむしろ車いすに座っていた方が楽な人もいます。

●車いすに乗る前に

　できるだけ動きやすい服装に着替えてもらいます。高齢者は特に裾がはだけるのを嫌います。また、寝間着のままですと移動のときにベッドや車いすに引っかけて危険です。足部を保護するために靴下と靴を用意します。

　介助して、座位でベッドから背中を離す練習をしておきます。体が固くて座りにくいときは、ベッドから足を垂らした方がよいこともあります。慣れるまでは絶対に恐怖感を与えないことです。

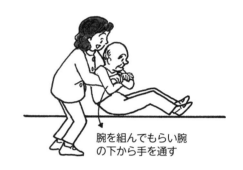
腕を組んでもらい腕の下から手を通す

●初めて車いすに乗せるときには

　痛みや恐怖感を極力避けるよう2人で移動を行います。車いすはブレーキをかけ、シートには座布団などを敷いてあたり心地をよくします。また、シート、背もたれに市販の滑り止めネットを敷くと姿勢保持が楽になります。

上体をしっかり起こし、後方より支えます

車いすのシートに滑り止めシートをつけると、ずり落ちません

顔色や表情など、状態を常に確認しておく

膝が十分に曲がらない場合には、ふくらはぎの下に枕を入れます。尖足で足底がフットレストにつかないときも同様です

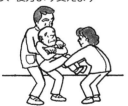

太ももの下に前腕を入れて、両足を支えます

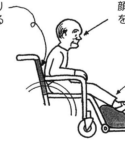

初めは、座ること自体が大変な運動量になります。5〜10分ぐらいから始めて、徐々に時間をのばしていきましょう

体をしっかりと持ち上げ、坐骨で体重を支えられるようサポートします。こうすると仙骨部に褥瘡のある人でも座位が安心してとれます

5 なんとか起こせる人

[こんなときには]

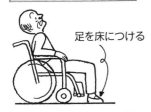

車いすからずり落ちる

足を床につける

滑り止めシートをつけたり深く腰かけさせる
腰の痛みが強かったり体の力が弱いことが多い

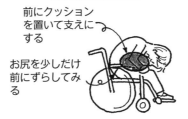

前のめりになる

前にクッションを置いて支えにする

お尻を少しだけ前にずらしてみる

座位自体は、できることが多いので、前から刺激を与えてみる

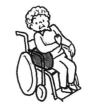

横に傾く

片麻痺の人に多い
倒れてくる方向に枕を置いて体を立て直す
車いすが大きすぎることも…

● 車いすに座れるようになったら

　車いすに30～40分座っていられるようになれば、椅子やベッドから足をおろして座れるように練習します。

　まず上体を起こし、しっかり支えてからベッドの端から足を垂らします。起こす際に痛みを与えないように注意し、高齢者の起き上がるペースに合わせて誘導します。足が床についたことを確認してから、足から手を離します。初めはバランスがよくても、肩や背中を支えておきます。背もたれのない座位は、車いすに比べて恐怖感が大きいので注意します。

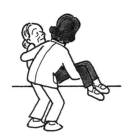

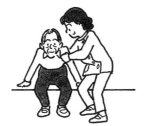

ベッドはできるだけ低くすること。それでも足底がつかないときには足台を用意します

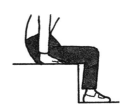

まずは、お尻で体重を支えている感覚を十分に味わってもらいます。その後に、自分で体重を支えられるよう介助の手を少しずつゆるめていきます

3章 運動機能に応じたアプローチとマネジメント

　座ることに恐怖感がなくなり、座って話ができるようになれば、次のようなことも取り入れてみます。（座位機能の向上にむけて→p.76）

［お手玉や輪のおきかえ］

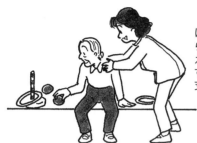

はじめはしっかりと支えながら左右にお手玉や輪をおきかえます。慣れてきたら、少しずつ遠くに離します。支えの手もゆるめていきます

左右への体重移動、体の回旋を覚えます

［輪投げ］

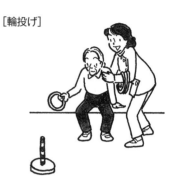

前後への体重移動

両手をくみ、右輪を左の棒へ入れていく

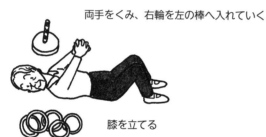

膝を立てる

座る準備として寝返り、足の支えの練習

本人にとって楽な座位を長時間とれるようにしていきます

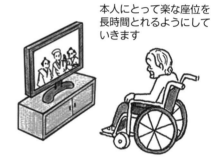

座位耐久性をつけます

［症例］　虚弱者のグループ訓練（ビデオ鑑賞）

　この部屋は、日常生活のほとんどが目を離せない状態の人が集まっている虚弱者の部屋ですが、週2回訓練を行っています。
　徳長さん、北野さんはギャッチアップでの座位保持をしながらビデオを見ています。徳長さんはもう30分以上は座れるようになり、懐かしい音楽を聴いて楽しんでいます。北野さんは、片麻痺で入院していたときに股関節や、体の関節が硬くなってしまい、少し痛みがあるので、15分程度から始めています。体には力がなく横に崩れやすいので患側に枕をあてています。目が悪く耳も遠いので、テレビはなるべく北野さんの近くに置くようにしています。
　佐々木さんは大腿骨頸部骨折で寝たきりになり、体力低下から起き上がれない状態です。下肢の屈曲と体幹の拘縮がひどいので音楽を聴きながら、下肢の関節を動かし、体幹

5 なんとか起こせる人

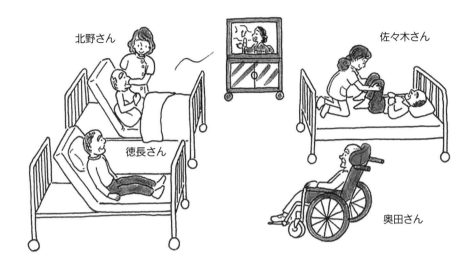

の回旋や屈伸の他動的な訓練を行っています。また、音楽に合わせて歌う、呼吸の練習も行います。

奥田さんはアルツハイマー病の末期で、自発的な行動は痛みに顔をゆがめる程度です。全身の緊張が強く、食事量も少ないので仙骨部に褥創があります。寝た状態では首が後方にのけぞった状態になり、呼びかけても反応がありません。下肢の屈曲拘縮も強いのですが、リクライニング式の車いすだと何とか座位がとれます。

少し他動的に関節を動かしておいてから、全介助で車いすへ移乗します。すると自分で首を左右に動かしたり、目があったりと自発的な反応がみられます。褥創があるので体重を坐骨部にかけるよう、しっかり座ってもらうのがポイントです。

長時間座れるようになり、食堂で食事をするのが目的です。

虚弱者の場合には、まず体力をつけること、体の柔軟性を保つことが大切です。このためには座ることが効果的です。居室全体で定期的にのんびりと楽しめる雰囲気を作ることで、無理なくOTを行うことができます。

長い間寝たきりだったり、体力が低下していてふだんほとんど「寝ている状態」で、起きられないようにみえても、ほとんどの人は手を貸せば起きることができます。「寝かせきり」にならないためには、適切でかつ効率的な座位の指導が不可欠です。起きることは、それだけで身体的精神的な賦活につながります。また何よりも、生活行動への意欲を引き出すための手近な方法でもあります。社会参加への第一歩は、座れることです。座ることが苦痛でなくなり、移動に耐えられるようになれば、ベッドから離れた生活へと導くことができます。

3章　運動機能に応じたアプローチとマネジメント

［症例］　車いすに座れるようになった大山さん

　大山さんは15年前、左片麻痺になりました。しかし、症状はそれほど重くなく、杖をついて歩ける程度でした。しかし、2年前に転倒して左の大腿骨頸部骨折で入院してからは、食事のときにベッドを起こすだけで一日中寝たきりの生活をするようになっていました。

　リハビリテーションに対しても拒否的で、「動かすと痛いから……」と患側を触らせませんでした。

　患側の上下肢をいくら動かしても、状態は改善されそうにありません。そこで視点を変えて、車いすに乗せて外へ連れだそうという目標を立てました。

　背中から腰にかけては、長年の寝たきり生活で板のように硬くなっています。ベッドを起こして腰を曲げるよりは、ベッドの端に浅く腰かける方が楽なことが分かりました。腰を温め、マッサージをして痛みを和らげながら、座位訓練を続けると、板のような背中が少しずつ柔らかくなり、体全体の緊張もとれていきました。

　次の段階として、車いすに乗ってもらうことにしました。最初は2〜3分だけでしたが、次第に5分、10分と時間を延ばしていきました。もちろん拒否的なこともありましたが、体が柔らかくなるにつれ、苦痛も少なくなり、拒否も減ってきました。ひとりで起き上がることも、車いすに乗って自力で動き回ることもできませんが、車いすに苦痛なく座っていられることで、いろいろな行事にも参加できるようになり、笑顔が多くなりました。

6 どうしても起こせない人

　「寝たきり」は作らないことが原則です。しかし、それには多くの介護の手が必要です。過去には介護の手がないために起き上がることができない状態にまで廃用症候群が悪化してしまった人もいました。リハビリテーションの概念が普及した現在、座れる力はあるのに、起き上がることができない状態に陥る人は少なくなりました。その一方で、延命のための医療の発展、社会の高齢化などにより、本当に座ることもできない状況＝「寝たきり」に陥る可能性はむしろ高くなっているともいえます。また、ターミナルケアなどのように「起き上がることができない状況」にあって、いかに人間的に人生の最期を送れるか……という課題もあります。

　このような状態の人にとって「座る」ことを再獲得するのは困難であり、むしろ、現在ある状態をいかに維持し、より快適な日々を送れるよう支援するかが大切です。

〈起きることを阻害する因子〉
・長い間寝たきりで、体が棒のように硬くなってしまった
・手や足の拘縮がひどい
・体力が極端に低下し、虚弱した状態にある
・強度に起立性低血圧（頭を動かしたり、少し起こしただけでもめまいがする）がある
・起きると強い痛みがある

（1）観察すること

① 日常のバイタルサイン（血圧・脈拍・呼吸の状態や顔色など）は安定しているか？
② ベッドを起こすと起きていられるか？

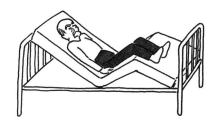

ベッドを徐々に起こしてみる。
途中で顔色が変わったり、体がずれてこないか？
ベッドを60度ぐらいまで起こして、特に訴えがなければ体力的な配慮をすれば起きられます。

3章　運動機能に応じたアプローチとマネジメント

（2）目標とするところ

① 睡眠のパターンを作る

体は、目覚めているだけでも活動に見合った機能をしようと準備します。一日中うつらうつらとしているのでなく、少しでも生活リズムをつけていきます。

② 座位の確保

少しでも座れる可能性があれば、座位を促します。実用性がなくても座っていることで廃用症候群の予防にもなります。

廃用性症候群とは

長期間の安静や臥床によって、体は“起きて動くこと”に適応できなくなります。その結果としてさまざまな症状が出現します。高齢者ではことさら老化により、身心機能は低下していきますので、早いスピードで廃用症候群が押し寄せてきます。

① 呼吸機能の低下

炎症を起こしやすい。

② 起立性低血圧

起きるとめまいがする。

③ 精神機能の低下

意欲の低下、うつ状態、認知障害などに陥りやすい。

④ 骨粗鬆症

骨が脆くなり、折れやすくなる。

⑤ 浮腫

⑥ 筋肉の萎縮と短縮

筋肉は使わないために細く短くなり、体を動かす力も弱くなる。

⑦ 関節の拘縮と強直

筋肉の短縮や筋力低下によって関節が動きづらくなり、痛みが出てくる。ついには骨がくっついて動かなくなる。

62

（3）自立支援のために――QOLの向上を含めて

動けなくても楽しみは持てるものです。例えば、次のような刺激を介してゲームをしてみたり、他者とのコミュニケーションに発展させたりしてみましょう。

---

① 感覚（五感）を使うこと――見る、聞く、味わう、嗅ぐ、運動する、触れる
② 頭を使うこと――考える、思い出す、話す、など
　・音楽鑑賞、ビデオ鑑賞など、興味の持てるものを楽しむ
　・食べたいもの、以前の嗜好品を口にする。氷、アイスクリームなどを食べる
　・コーヒー、紅茶、カレーなどの香りの当てっこをする
　・触覚を楽しむ……スキンシップ、氷、ホットタオル、木の感触など
　・体感覚を楽しむ……バイブレーター、運動覚など
　・会話を楽しむ

（4）生活の中でのリハビリテーション

食事は、日常生活の中で最も自立しやすい動作といわれています。食事を中心として座位の時間を延長し、少しでも自立の可能性を見いだしましょう。動作が自立することで、身体的にも精神的にも賦活され、廃用症候群を予防するうえでも有効です。

ギャッチベッドやバックレストを使って座位をとります。体が棒のように硬いと思っても、座ってみると実は座っていられたという人がかなりいるので、とりあえずトライしましょう。また、膝を軽く曲げると座りやすくなります。1日に1回でも頭を高くする時間を作りましょう。（ギャッチアップの使用について→p.81）

手の拘縮が少なく意識が清明であれば、少しでも自力で食べられるようにサポートします。ひとりではまったく食べられない場合でも、座位のほうが飲み込みやすく、誤嚥の危険が少なくなります。

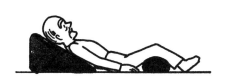

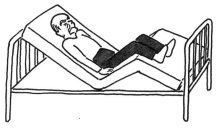

腰や背中の痛みが強いときには、痛くない範囲で気長に起こしたり、温めてみます

床ずれ（褥創）とは

　床ずれは長時間にわたって皮膚が圧迫されるため、その部位に循環障害が生じ、組織に壊死が起こることをいいます。いったんできてしまうと治りにくいので、絶対に作らないようにしましょう。

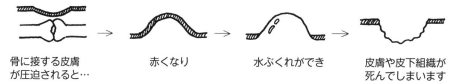

| 骨に接する皮膚が圧迫されると… | 赤くなり | 水ぶくれができ | 皮膚や皮下組織が死んでしまいます |

圧迫が一次的な原因にはなりますが、床ずれを悪化させるさまざまな要因があります。

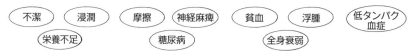

不潔　浸潤　摩擦　神経麻痺　貧血　浮腫　低タンパク血症
栄養不足　糖尿病　全身衰弱

　圧迫をできるだけ取り除くのはもちろんですが、常に皮膚の状態を観察することが大切です。一般には皮膚を2時間圧迫していると床ずれができるといわれています。

（5）どうしても起こせない人のトレーニング

●ベッド上で座位をとる

　長い間寝たきりでいると、頭を持ち上げる力さえなくなってしまいます。また、体の諸機能も安静時に適応してしまうため、頭を持ち上げる、手足を動かすという健康時はなんでもない動作でも、重労働になります。私たちにとって"座ること"は、息をするのと同じくらい簡単なことです。しかし、長い間寝たきりでいた人は、座ることでさえ大変な運動となることを忘れてはいけません。あせらず毎日少しずつ座位をとっていきましょう。また、訴えをよく聞き、状態に注意しなければなりません。

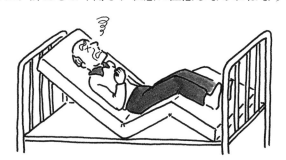

目がまわる→起立性低血圧
体が痛い→筋肉の短縮
　　　　　関節の拘縮
　　　　　不自然な体位
お尻が痛い→殿部の褥創

　座位に際しては絶対に不安感を与えないようにします。不安定なときには入所者をひとりにしないこと、そして、先を急ぐことはありません。痛みがある場合には、必ずその原因を探り、解決可能な部分からすばやく取り除いていきます。

頭を上げる角度も少しずつ増やし、60～70度まで上げて30分程度座っていられるようになれば、車いすに挑戦してみます。

> **重度者の起居動作から座位について**
>
> 　座位保持が困難で日中をほとんど臥床して過ごしている人は、臥床している場合、ベッドに接地している面が、頭、背中、肩、上腕、肘、前腕、手、殿部、大腿、ふくらはぎ、踵、と接地している面積が多く、完全に安定している姿勢です。つまり安定しているということは、身体の（筋）緊張が一番低い（力が抜けた）状態です。
>
> 　座位では臥床状態と比較すると、接地面が殿部と大腿後面、足底と極端に少なくなり、安定性が低くなり（不安定になり）ます。そのため身体の（筋）緊張は高い（力が入った）状態です。特に体幹は空間に立てた状態となるので、直立に保持する筋力が必要になります。この筋力がなければ背もたれが必要であり、座位保持も長くは困難であるといえます。

●**拘縮への配慮**（寝返りの介助 → p.79）

　高齢者の場合、長い間かかって生じた関節の拘縮を正常の状態に戻そうというのは無理だと考えた方がよいでしょう。そのために多くの痛みを与えるよりは、拘縮を進めないよう筋肉を軽く引き伸ばす程度に関節を動かします。関節を動かすときには、痛みのない範囲でゆっくりと行い、"痛い！"のではなく"気持ちがよい"という感覚を味わってもらうよう気をつけます。

　拘縮や褥創の予防には、従来から体位交換がよいといわれています。しかし、拘縮の強い人には、体位を変えることさえ無理があります。むしろ、座位と臥位を交互にとった方が効果的です。

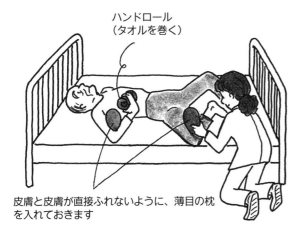

ハンドロール（タオルを巻く）

皮膚と皮膚が直接ふれないように、薄目の枕を入れておきます

やさしく動かします

体幹や骨盤周囲のストレッチも忘れずに…膝などが曲がってしまっているときなどは、いきなり引っぱらずに、一度曲がっている方向に十分曲げてみます。その後、静かに引き伸ばしてみます

専門的な見方・トレーニング

（1）歩行の見方

　歩行の動作を分類すると、まず片脚が体重を支持している間（これを**立脚期**といいます）と、片脚を前方に振り出している間（これを**遊脚期**といいます）に分けられ、これを**歩行周期**（歩行サイクル）といいます。また別の分類方法になりますが、片脚で支持する時期と、両足で支持する時期（同時定着時期）にも分けられます。

［歩行動作の見方について：一側下肢の歩行周期（歩行サイクル）］

　下の写真は歩行時の足の一連の動きを示しています。説明は右足についての内容になっていますので右足に注目してください。
　動作観察の方法：まず歩行時の動きを立脚期と遊脚期に分けることから始めます。また、立脚期で5つ、遊脚期で3つにそれぞれ分類します。

●立脚期
1歩行周期のうち60％の時間を占めています。

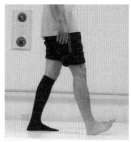 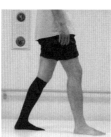 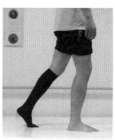 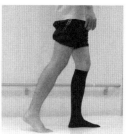

　①踵接地　　　②足底接地　　　③立脚中期　　　④踵〜足尖離地

①②：踵〜足底が床につく

　この時期は、歩行周期の中で減速力が作用する時期であり、最も筋活動が盛んな時期です。踵が床に接地する場面では、つま先が少し上がっていることが重要です。これが起こらないとつま先が床に引っかかるという問題が生じます。
　膝関節が伸びていることも必要です。高齢者では、踵が接地せずに足先や足底から接地するケースが多くみられます。片麻痺の場合では、足趾の握り込み（crow toe）があり、足趾の先が赤くなっていたり、魚の目ができていたりすることがよくあります。

③：立脚中期
　　足底全体が床に接地し、膝を伸ばして、片足で体重を支えている時期です。
④：踵離地～足尖離地
　　蹴り出し期ともいいます。股関節が伸展する時期ですが、高齢者の場合、このときの股関節が曲がったままで足関節の動きが出ないことが多くみられます。

●遊脚期
1歩行周期のうち40％を占めています。

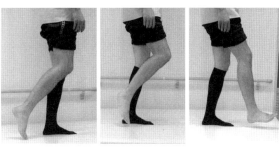

⑤加速期　　⑥遊脚中期　　⑦減速期

⑤：加速期（遊脚初期）
　　蹴り出し期で振り出された足を持ち上げ、床に足先をこすることなく前方へ運ぶ動作が起こります。
⑥：遊脚中期
　　体幹の直下に足がある時期であり、股関節が屈曲してくる時期です。
⑦：減速期（遊脚後期）
　　体幹より前に足があり、加速された足を前方に振り出しすぎないようにブレーキをかける時期です。

3章 運動機能に応じたアプローチとマネジメント

[片麻痺の場合の歩行の特徴（左片麻痺）]

　この歩行場面の写真からどのようなことがいえるでしょうか？　まず左下肢の立脚期ではどうでしょうか？　続いて右側の立脚期ではどうでしょうか？　左の遊脚期・右の遊脚期では？　それぞれ気になる点をあげてみてください。

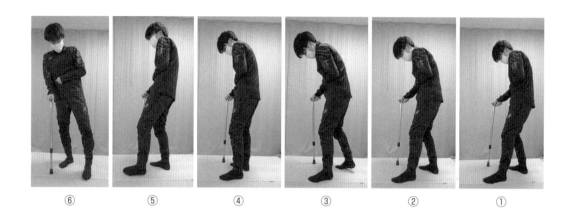

①：左下肢は、踵～つま先への重心移動がなく、足底全体で接地している。右下肢の足先が外側を向いており、重心が右下肢に残っており左下肢への移動が不十分である。
②：左下肢への重心移動を行なっているが杖への依存も大きい。
③：体幹の前傾が起こり右踵離地が起こる。
④：右下肢の振りが小さく左にそろえるように足底から接地する。つまり左下肢での支持している時間が短い。
⑤：左下肢の振り出しにおいて踵離地、股関節の屈曲が少なく、若干ぶん回し傾向である。
⑥：左の足関節の背屈がなく、内反気味である。

　全般においていえることですが、左右が非対称であり、股関節、膝関節、足関節の動きが不十分であることが分かります。また写真では分かりませんが、体幹の回旋（ひねり）や上肢の振りも見られません。
　上記のようなことがこの写真から分かります。実際に皆さんも動作観察を行なってみてください。そして「なぜこのような歩き方になっているのか」を知ることができるように情報収集してください。その情報に必ず普段の介助のヒントがあるはずです。

[杖のつき方・歩き方]

●杖を持つ手とあわせ方

杖は、不自由である方の足と反対側の手で持ちます。なぜだか分かるでしょうか？ 初めて杖を使用する人のほとんどは不自由な足と同側の手で杖を持ちますが、よく考えてみてください。歩行の周期において、右足が前方に出たときに前方に出ている手は左右どちらでしょうか？ 同側の手が前方に出ているとロボットみたいで、おかしいはずです。ということで右足が不自由であれば、杖を持つのは左手ということになります。

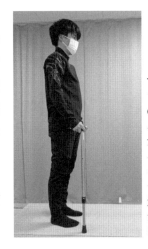

つま先から前方へ15cmと外側へ15cmの位置に杖を着き、この状態で肘関節が軽く曲がっている程度（屈曲30度ぐらい）になるように設定する。
注意点は両方の肩が水平に保たれていること。

[杖歩行の（指導）方法]

杖歩行には3点歩行と2点歩行があります。

●3点歩行（左足が不自由な人の場合）

①：右手で持った杖を一歩分前方に出します。
②：不自由である左足を杖の横に出します。
③：最後に右足を出します。

不安定性がある場合は、③の右足を左足にそろえるように出し、安定性が向上すれば少しずつ左足よりも前方に出し、より安定性が向上すれば2点歩行に移行します。

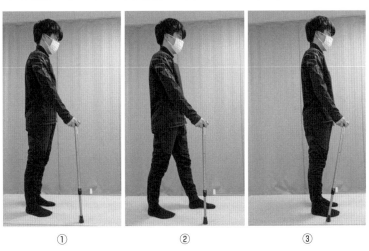

① ② ③

● 2点歩行（左足が不自由な人の場合）

①：右手の杖と左足を同時に出します。

②：右足を左足より前に出します。

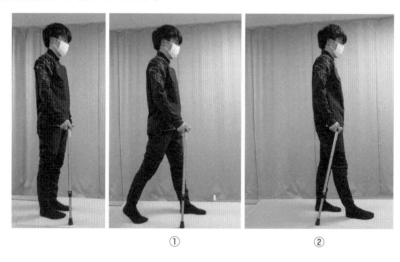

[杖を使用した段差昇降]

杖を使用する人が段差を昇降する場合はどのような順番でしょうか？

まず「昇り」は、①健側下肢　②杖　③患側下肢　の順番に行うことになります。

次に「降り」は、①杖　②麻痺側　③健側　の順番です。

歩行でも段差昇降でもいえることですが、今回記載したのは教科書の情報に過ぎず、より安全に降りるための知識です。その人にあった方法を検討することがより自立支援となります。

● 段差昇降：昇り（左足が不自由な場合）

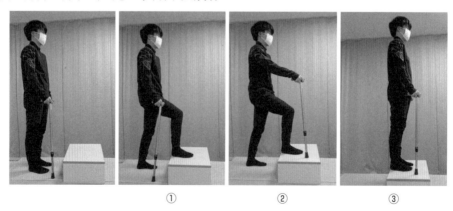

●段差昇降：降り（左足が不自由な場合）

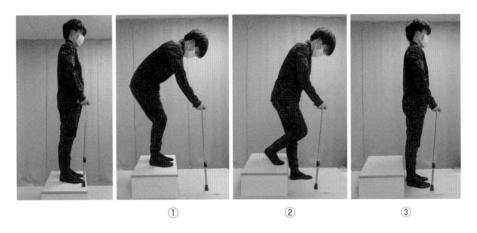

① ② ③

こんな場面は無かったですか？

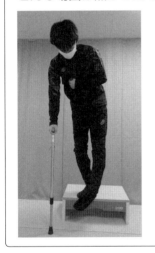

　　　麻痺のある場合、階段等を降りる際、杖→麻痺側下肢の順で降ろしていきますが、写真のように麻痺側下肢の足関節が内反し股関節が内転し危険に感じたことは無いでしょうか？
　これは健側上下肢の過剰な努力により、麻痺側の筋緊張が強くなった状態であり、捻挫や転倒に十分な配慮が必要です。より安全な方法を本人と相談し考えていくことが大事です。後ろ向きや横向きで麻痺側下肢から降りる方法が安全であるケースもあります。

[歩行介助する際に気をつけたいこと]

　歩行介助するにはどこに立てばよいのでしょうか？　杖を使用している場合であれば杖と反対側に立つことが基本です。つまり足の支持性が弱い側に立ちます。介助方法はいろいろあり一概にはいえませんが、腋の下、前腕、手を握るなどです。その人に合った介助方法を検討してください。介助する際の注意点は、過剰な介助を行うことで、より不安定性が増すということ（引っ張り過ぎない。手を添えるだけでも十分安心感がでます）。また、あわてず時間に余裕を持って介助することが大切です。

　杖を持って雨の日や路面が濡れているところを歩く場合は、杖先のゴムに滑りやすいものが多いので注意が必要です。特に横断歩道等で路面に表示が書かれてあるところは滑り

やすいので注意してください。屋内でもトイレやキッチンなど床が濡れているところは注意しましょう。また点字ブロックの凸の部分に杖をつくと不安定な場合がありますので、屋外で歩行介助にあたる際には配慮してください。

（2）立位の安定にむけて

●**立位バランス保持練習**

まずは立位保持ができるかどうかですが、介助が必要な場合や不安定な場合は平行棒か、手すりを持ちながら実施してください。また壁にもたれて立位を保持することも不安を取り除くためにはよい方法かもしれません。ここではよりバランス機能を高めるためのトレーニングを紹介します（すべての人ができるわけではありませんので、くれぐれも転倒しないように注意をしてください）。

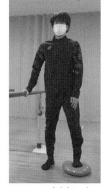

エアスタビライザーを使用した立位バランス保持練習

① 片脚立ち

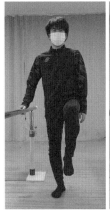
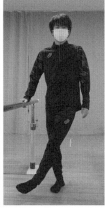

② つま先立ちと踵立ち

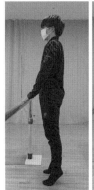
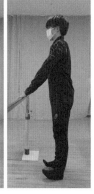

③ ステップ台を使ったバランス保持練習

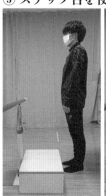
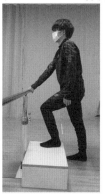

(3) 立ち上がり

立ち上がり動作は3相に分類できます。どの相に問題があるのか、観察してみましょう。

● 第1相　屈曲相

殿部が持ち上がるまでの動作で、重心が前方に（殿部から足部へ）移動する相です。主として屈曲の作用が多くなります。機能的には座位と同様で、体幹機能と両下肢の支持性が必要です。体幹機能としては脊柱の可動性（柔軟性）で腰椎の前屈と骨盤の前傾、筋力としては体幹が倒れないだけの筋力が必要となります。下肢の機能としては、股・膝・足関節の可動性と体重を支持できるだけの筋力が必要です。

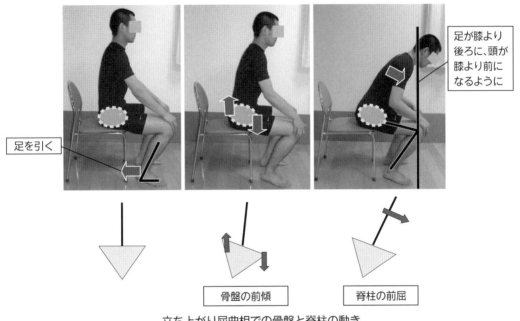

立ち上がり屈曲相での骨盤と脊柱の動き

●第2相　殿部挙上相

第1相で重心が前方へ移動してきたその続きで、殿部を持ち上げるだけの筋力が必要となります。この際必要なのは殿筋群や大腿四頭筋などの大きな筋です。

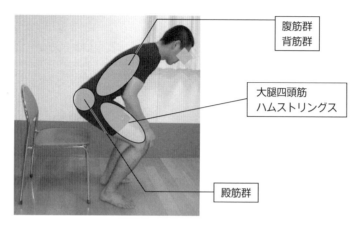

●第3相　伸展相

殿部が挙上されてからの動作は体幹および下肢などを伸展する作用が多い相です。

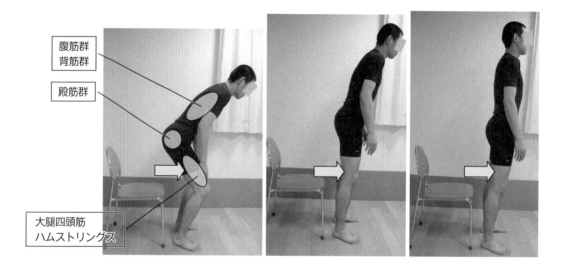

立ち上がりに必要な機能：

筋力：殿筋群、背筋群、腹筋群、大腿四頭筋、ハムストリングス

柔軟性：脊柱（体幹）、股関節、膝関節、足関節（背屈）

[立ち上がりの練習]
●立ち上がり動作練習

　高い座面からの立ち上がりは重心移動が少なく、体幹、下肢筋力が弱い人や、前方への重心移動が怖い人のトレーニングとして使われます。逆に、低い座面からの立ち上がりでは、前方への重心移動や下肢筋力が通常の高さよりも過剰に必要になります。

① 高い座面からの立ち上がり

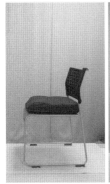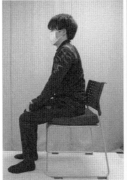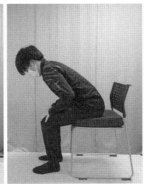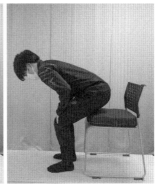

② 低い座面からの立ち上がり

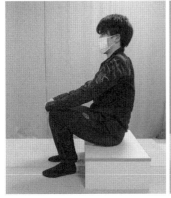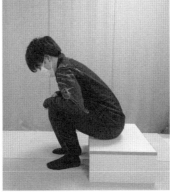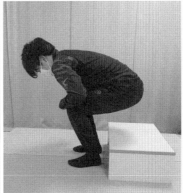

③ 壁からの立ち上がり

　壁にもたれた状態から殿部を離し、立位となります。この動作では殿部を座面から離すタイミングを掴む練習になります。

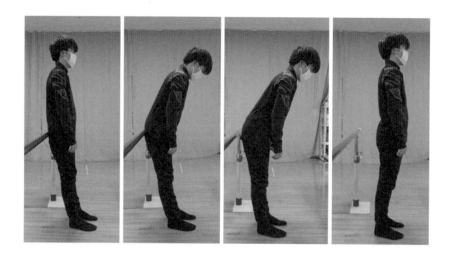

(4) 座位機能の向上にむけて

　基本的には重心移動の練習を中心とします。立ち上がり時には前方への重心移動が必要となります。この前方への重心移動範囲が不十分な場合、殿部の挙上ができず、しりもちの原因となることが多いです。この重心移動では体を傾けても倒れないだけの筋力が必要であり、そのトレーニングとしては臥位・座位での、腹筋・背筋・殿筋群等のトレーニングを行います。

●臥位でのトレーニング
① 腹筋トレーニング
（準備運動）
　仰向けに寝て、腰の反っている部分を真っ直ぐにするように力を入れます（脊柱の前弯をフラットにする感じ）。この際、腹筋に力が入っていることを意識してもらいます。

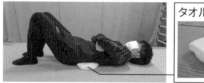 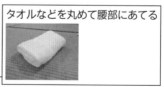

タオルなどを丸めて腰部にあてる

　仰向けに寝て、膝を立てた状態から頸部を持ち上げます（可能な人は肩甲骨が持ち上がるぐらいまで）。筋力が弱く持ち上がらない場合は、背中にクッションを入れるか、ギャッチアップから同様に頸部を持ち上げます。

専門的な見方・トレーニング

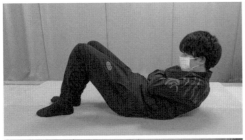
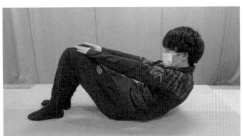
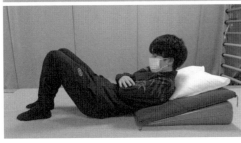

背中にクッションを入れると、腹筋が働きやすい
ポジションから運動開始できるためやりやすい

② 背筋・殿筋トレーニング
（ブリッジ練習）
　仰向けに寝て膝を立て、おしりを持ち上げます。このとき、おしりの筋、背中の筋が働いていることを意識します。

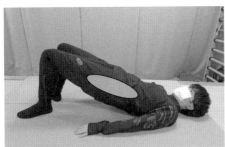

両腕を支えに使うと安定しやすい

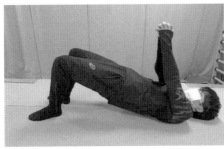
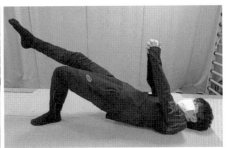

両手をあげることで、よりバランス保持が必要　　より不安定になり、体幹の筋力を働かせることで安定性を得ようとする

77

うつぶせに寝て、足を伸ばして持ち上げます。可能であれば、上げた足と逆の手も持ち上げます。この運動を発展させると四つ這いでの同様の手足の挙上練習になります（この場合、背筋群のトレーニングだけでなく、バランストレーニングにもなります）。

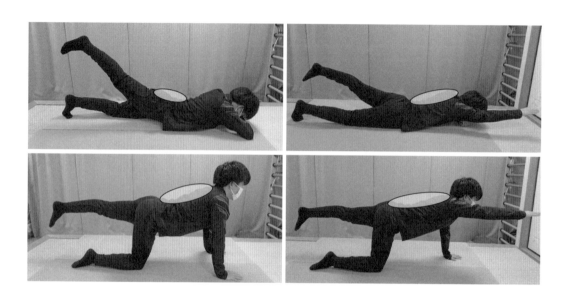

●座位でのトレーニング
① 重心移動トレーニング

体を前方・後方・左・右など各方向に傾けて姿勢を保持します。このとき意識するのは、傾いた方向と反対側に戻ろうとする力が入っていることです。例えば、前方へ傾けた場合、後方に戻ろうとする筋（背筋）群が働いていることを意識します。この働きが出ない場合は、重心移動の範囲が狭くなってしまいます。

背もたれを使わない座位（端座位）で、両足底で床をしっかり踏むように意識します。

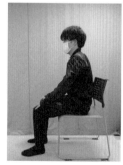
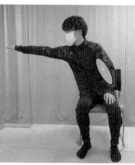
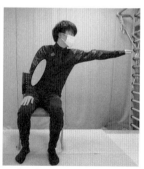

体が前方に崩れないように背筋群が働く　　右へ行き過ぎないように側腹筋が働く　　左へ行き過ぎないように側腹筋が働く

専門的な見方・トレーニング

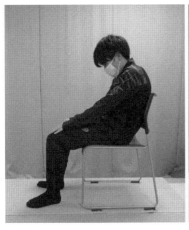 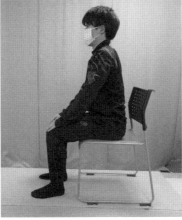

（写真左）骨盤後傾・脊柱後弯：重心が後方にあり、殿部での荷重が多い

（写真右）骨盤前傾・脊柱前弯：重心が前方にあり、足部での荷重が多い

② **重心移動が困難な場合**

どうしても前方への重心移動が困難な場合は、前方に椅子もしくは机等を置きます。こうすることで、安心して前方への重心移動ができます。壁や手すり等で対応してもよいでしょう。

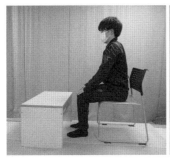 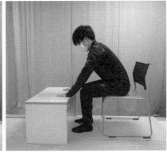 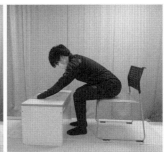

（5）寝返りの介助

長期臥床による褥瘡発生を防ぐために、体位変換することが大切です。体位を変えるために寝がえりの方法についてまとめます。

長期臥床の場合、頸部、体幹、下肢がひとつの塊となり、体の回旋（ねじれ）が起こりにくくなる人が多くなります。介助方法としては、まずは視線を寝返る方向に向けるように促し（②）、頸部から回旋し（③）、上肢を胸の前に（④）、両膝を立てる（⑤）、などできるだけ回旋が起こりやすい姿勢にします。

介助するのは肩（肩甲骨）（⑥）、骨盤（⑦）で、順番に回旋させて寝返ります。

3章 運動機能に応じたアプローチとマネジメント

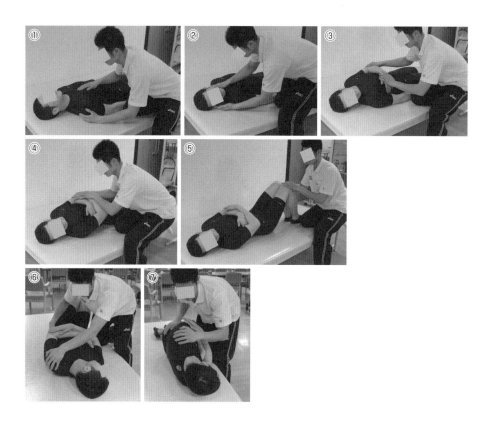

ちょっと試してみてください

　下記の写真のように側臥位で体幹を揺らした際、ベッドの端と中央ではまったく違う抵抗感が感じ取れるはずです。これは視覚からの情報は絶大であるということと、それにより筋緊張は高くなるということが考えられます。起居動作の介助においても、介助する際、写真のように椅子をおくことや人に立ってもらうなど少し気配りすることで、視覚からの情報を最小限にすることができ、無駄な力を入れてもらわずに動作を実施してもらえると思います。

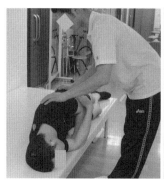 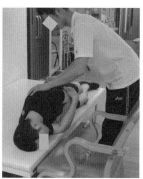

専門的な見方・トレーニング

[ギャッチアップの使用について]

　座位保持が困難な人の座位への移行を考えた場合、まずはギャッチアップでの座位が浮かぶかと思います。

　ギャッチアップでは、服や皮膚がずれ、腹部を圧迫し窮屈であるなど、なかなかうまくいかない場合がよくあります（**図①②**）。少し時間はかかりますが、電動ベッドを起こす際（スリーモーターのベッドの場合）、足を少しあげ、頭、足と交互に少しずつ上げ（**図③**）、両足を持ち上げて服に貼りついた感じを排除する（**図④⑤**）、体を起こし背中の剪断力を解除し、骨盤を起こす、最後に足を少し下げることで楽な姿勢になります（**図⑧**）。また枕の大きさにも注意してください。寝ている状態と起きているときでは、少し枕の厚さを変えたほうがよい場合もあります（**図⑥⑦**）。

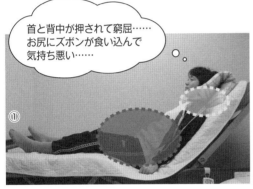

何も考えず起こした場合

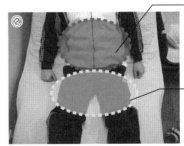

ずれたことにより服にしわができている

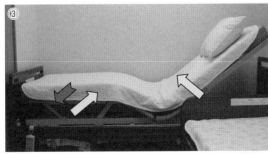

ベッドの上げ方（スリーモーターの場合）
足→頭→足……と少しずつ交互に上げ、最後に足を少し下げる

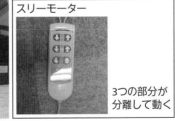

スリーモーター

3つの部分が分離して動く

3章 運動機能に応じたアプローチとマネジメント

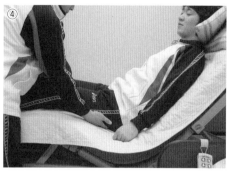
足の下に手を入れ下方になでる

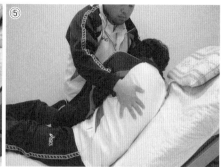
背中を少し起こし、しわを取るようにする

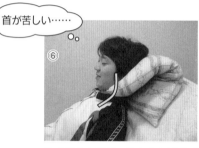
枕の高さも寝ているときと同じでは苦しい場合もある

（首が苦しい……）

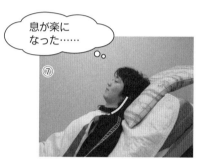

（息が楽になった……）

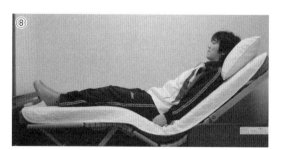
完成！

4章

認知症の理解と対応

認知症は脳の損傷により生じます。損傷される場所や状態によって、症状は変わりますが、記憶障がいや見当識障がいなどにより、日常生活や人との交流がうまくできなくなります。いちばん大変なのは、「なぜうまくいかないか」が自分では理解できないということです。これはとても不安な状態です。認知症のリハビリテーションは、このような不安な状況を少しでも減らし、穏やかに人間らしく過ごすことを支援するものです。

認知症のある人の不安

認知症が進むと、記憶力、見当識が無くなってきます。
「自分は誰なのか」「何歳なのか」
「家族は誰だったか」
「自分の持ち物はどこに行ったのか」
「今日はいったい何日なのか」
「今は何時で自分は何をしたらいいのか…」
「トイレはいったいどこにあるのか」
「何となく気持ちが悪いがなぜなのか…」

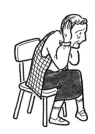

こんな状況で落ち着いて過ごすことができるでしょうか。支援する側は認知症の人の行動の根底にある不安や恐怖を想像してみることから始めましょう。

1　認知症の理解と介護の視点の全体像

認知症とその対応を考えるときには3つの視点から見ることができます。この章では、この3つの視点から認知症のある人への支援について考えていきます。

（1）個人レベル　疾患とその人の状況
（2）生活レベル　生活上の不便や生きにくさ
（3）社会レベル　社会生活上での不都合や周囲との人間関係の持ちにくさ

1 認知症の理解と介護の視点の全体像

(1) 個人レベルで理解する

認知症の原因は脳の変化です。この変化による症状を改善することは難しいと考えられています。しかし、個人レベル（健康）に関する支援の可能性は残されています。

疾患＝脳に病的変化が生じる	社会的因子
認知症に関していろいろなことが分かってきました。代表的な疾患と対応法についてp.86で説明します。	認知症の人の生活を考えるとき環境は重要な因子です。環境への働きかけはp.89〜で説明します。 ・環境（住環境／人的環境）

身体的機能への影響
自分の身体的な不調を認識できず、解消できません。 ・運動・筋力 ・体力 ・内臓の働きなど

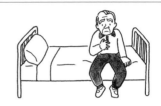

(2) 生活レベルで理解する

認知症状によって生じる不便や生活のしづらさは、2次的な問題といえます。生活に関していろいろな支援をすると認知症のある人が困らずに過ごすことができます。特にBPSDを減らすことは本人と介護者が穏やかに過ごすうえで最も大切なものです。

認知症状からくる生活障がい	BPSD＝行動心理症状
記憶や認知機能の低下からできない作業が増えてきます。残された機能を使うことで、できることが増やせることもあります（p.92）。	困りごとに対して何とか適応しようとすることから起こる行動や状態のことです。内容によっては周囲の人に迷惑をかけてしまいます。 この症状は適切な対応をすることで改善できる可能性があります（p.94）。

快い時間の提供
認知症状を実感しないですむ時間は、心穏やかに過ごせる時間になります。できることを見つけて、やってもらうことは支援の目的のひとつです（p.92）。

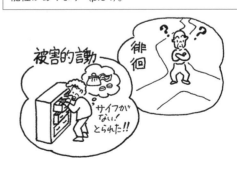

（3）社会レベルで理解する

認知症のある人も、人と交流し、社会の一員であると感じることで安心して暮らすことができます。認知症状によって難しくなった対人関係を支援し、人とのつながりが感じられるようにしましょう。

人との交流で得られる幸せ
認知症状から生じる不安や抑うつ（落ち込んだ気分）は、他者との暖かい交流によって癒されることが多いです。

人の役に立つという幸せ
常に人のお世話になるということは、プレッシャーになりますし、気持ちのいいことばかりではありません。人間にとって人の役に立ち、「ありがとう」といわれる経験は、安心や自信につながります（p.97）。

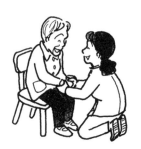

2　認知症状が現れる疾患と特徴、介護の視点

認知症は、脳の障がい部分や障がいの起こり方（原因）により分類されています。それぞれの特徴をおさえて、対応を工夫しましょう。

[アルツハイマー型認知症]

脳の神経細胞が減少し脳全体の萎縮が起こります。初期症状として直前のできごとを思い出せなくなる記憶障害が特徴的です。進行するにつれ、時間、日付、人などが分からなくなる見当識障害や、自分の身体のイメージがつきにくくなる空間認知障害などが起こり、社会生活や日常生活でできないことが増えていきます。最終的には、立つ、座るなどの運動能力が失われ、手足の関節が固くなって緊張が強い状態になり、寝たきりになります。

《対応のポイント》

初期には、忘れたことを隠そうとする「取り繕い」がみられます。記憶障害への不安や、プライドを保ちたい、周りの空気を壊したくないという気持ちからきていると考えられます。「取り繕い」行動を否定せず、カレンダーをおいて日付の確認ができるようにする、大切なものは分かりやすい場所に置くなど、不安を減らせるような対応をしましょう。

なじみのある人との交流で安心感がうまれます。介護職員やほかの入所者となじみの関係を築ける環境を作ることが大切です。また、楽しみにつながるような活動、役割を見つけて、生活に組み込んでいきましょう。

[血管性認知症]

脳出血、脳梗塞などにより、脳組織の一部が損傷して障がいが生じます。障がいを受けていない部分は正常な働きをするため、「まだら認知症」とも呼ばれています。症状は段階状に進行するのが特徴です。運動麻痺や言語障害など、身体面での障がいを合併することが多く、自発性や意欲の低下が見られることもよくあります。

《対応のポイント》

身体的な障がいがある場合、また意欲の低下がある場合は、活動性が低下し、廃用症候群をきたす可能性があります。寝たきりにならないよう体を動かすことも大切です。プライドの残る場合が多く、人のためになるような役割や仕事をする時間を増やすとよいでしょう。

障がいを受けた部分によって症状に個人差があるため、それぞれに残された能力を見極め、その能力を使ってできることを見つけ、増やしていくことが大切です。

[レビー小体型認知症]

大脳皮質を中心とした中枢神経系に、異常なタンパク質が蓄積した「レビー小体」がたまることが原因です(脳幹部にレビー小体が現れるとパーキンソン病になります)。実際にないものが見えること（＝幻視)や、頭がはっきりしている時とそうでない時の差が激しいこと（＝認知の変動)、動作がゆっくりであったり小きざみに歩いたりするなどのパーキンソン症状が特徴的にみられます。

《対応のポイント》

幻視は、見間違いからも起こります。見えていることは否定せず、夜間の照明を工夫する、見間違いが起きないようにものを片付けるなど、幻視を誘発しないような環境作りが大切です。

パーキンソン症状の悪化に伴い、失神や転倒することがあり、注意が必要です。運動機能が低下しないような対応も重要です。

認知機能は残りやすいので、日課を整え、心地よい生活を習慣化しましょう。

[前頭側頭型認知症 （ピック病）]

脳の前半部にある前頭葉や側頭葉に萎縮が起こります。前頭葉は、人間らしさ、社会性(衝動の抑制)、判断に関わる部分で、障がいされると人格の変化が起こり、暴力、窃盗など社会的に逸脱した行動をする場合があります。また、同じ場所を歩き続ける、同じものを食べ続けるといった行動（常同行動)も特徴的な症状としてあげられます。

《対応のポイント》

常同行動を無理やり制止するとさらに悪化し、逆効果となる危険性があります。働きか

け方によって適応的な行動パターンに置き換えられることがあります。同じ行為を繰り返すといった症状の特徴をうまく利用するなどして、周りが許容できる行動に変換していきましょう。

社会的に問題となるような行動は、介護側にとっては受け入れがたいものです。しかし、こうした行動も脳の機能障害によって起きているととらえることで対応を変えることができます。本人の意思を尊重しながら関われるように環境を調整していきましょう。

3 個人レベルで考えたときの支援

人間はひとりでは生きていけないといっても過言ではありません。認知症という障がいがあっても、他者との交流の中で心地よさを感じるという感情面は残されている場合が多いのです。

不安や孤独感を常にもち続けている人には、日頃から言葉をかけ、心と心の触れ合いをもちましょう。相手からの返答を求めすぎず、視線を合わせてから穏やかにゆっくりと声をかけたり、隣に座り、背中に手を添えたりしながら関わりましょう。そういった関わりにより、安心感が生まれ、落ち着いてその場に居ることができます。

（1）健康の維持

認知症状のある場合は、身体症状をうまく訴えることが難しくなるため、健康管理に十分注意を払うことも重要な支援のひとつです。日々の生活の中で細かい変化を観察して、身体的な不調を見つけることが支援の基本といえます。

また、反対に、便秘や水分不足、発熱などの身体的不快感が認知症状を悪化させることを考えると、日々の適切な介護により身体的不快を予防することが、入所者の安定した生活を支える第一歩になり、非常に大切なことです。介護職員も看護師・看護職員と協働し、健康管理に積極的に協力していきましょう。

健康管理と観察

●生活場面で　・食事量　・水分摂取量　・コミュニケーション
　　　　　　　・心理的側面　・排泄量、頻度

●身体的に　　・体温　・脈拍　・呼吸　・血圧

●しぐさ・表情　・しかめっつら　・手でさわる　・さする　・口数の減少
　　　　　　　・起きてこない　・声かけへの反応
　　　　　　　※ささいなサインも大事です

- ●異常　　・発熱　・痛み　・咳、痰、呼吸困難　・吐き気、おう吐
　　　　　　・下痢、便秘　・排尿異常（頻尿、失禁、尿閉など）
　　　　　　・かゆみ、むくみ、床ずれ　・脱水　・けいれん　・不眠

（2）運動の保障

体を動かすと気持ちがよいことは、誰しも経験することです。適度の運動は心理的によい効果を生みますが、生理的側面からみても運動は運動器系以外にもよい影響を及ぼします。毎日の生活の中に適度の運動を取り入れましょう。具体的には、30分程度の散歩・軽い体操・ゲーム・歌などを日課として組み入れましょう。

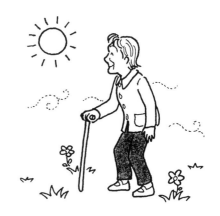

運動の効果
- ・生活リズムを整えやすい
- ・循環がよくなり気持ちよくなる
- ・運動しているという感覚が脳を刺激する
- ・全身の筋力・バランス能力が保たれる
- ・体力が維持できる
- ・排尿便のリズムがつきやすい
- ・意識が保たれやすい→覚醒と睡眠のリズムがつく

（3）環境の調整

認知症のある人が、今までと違った新しい環境に適応するのは大変なことです。急激な変化はかえって状態を悪化させる原因につながりますが、入所時の混乱も10日ぐらいでおさまります。ねばり強い対応を心がけましょう。

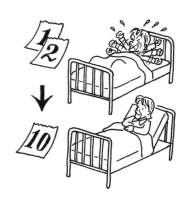

> **ここは自分の居場所であるという安心できる環境づくり**
>
> 　私たちが自分の家に帰ると落ち着けるように、認知症のある人もここが自分の居場所だと思えると、落ち着いて過ごせるようになります。そのためには、ずっと使っていたものをそばに置くなど、自宅にいるような環境設定がよいようです。認知症のある人に個室はありえないと思うかもしれませんが、自宅に見知らぬ他人がいる状況は普通ではありません。「認知症だから……」ではなく、"人にとって"、また"その人にとって普通の環境とは"ということを考えてみることが、安心して落ち着ける環境づくりにつながっていきます。

（4）不安からの解放

　認知症リハビリテーションの大きな目的は、不安からの解放といえます。認知症のある人は「どんどんダメになっていく自分」「分からなくなっていく自分」と戦いながらも、自分らしくあろうとがんばっています。言動も、自分の認知症の症状を否定しようとしている結果であると理解できます。私たちは、これらの行動を少しでも理解するよう努力し、相手の立場に立った介護を展開しなければなりません。

　不安・不快から、安心・快の状態へ変えるには、施設内で「入所者がどれだけ個人として尊重されていると感じられるか」がポイントです。

　声かけ、介助の仕方など職員の動き一つひとつに、安心させる要素が含まれます。

> **安心できる場 ― 不安・脅威からの解放**
> ・人間として尊重される
> ・否定されない
> ・無理強いされない
> ・能力低下を思い知らされない
> ・ひとりではない
>
> 心地よい生活
>
>
>
> ソフト面　　　　　　　　　　　ハード面
> 尊重される　　　　　　　　　　きちんとした日課
> 否定されない　　　　　　　　　動きやすい環境

　認知症のある人は、現実からかけ離れた虚構の世界で生きているといわれますが、本人はそのことを信じきっているので、これを否定してもよい結果は導けません。この虚構の世界につき合いながら、その人が生き生きとできるところを広げていきましょう。また一方で、現実との接点を見つけていくことへの努力も必要です。

パーソン・センタード・ケアの考え方

　パーソン・センタード・ケアとは、Tom Kitwoodにより提唱された、認知症のある人をひとりの「人」としてとらえ、尊重する認知症ケアの考え方です。

　私たちは、認知症のある人を不適応な行動を起こす「問題のある人」と決めつけた見方をしてしまいがちです。認知症はその人の特徴のひとつであり、ひとくくりにとらえるものではありません。もともとどのような人だったのか「その人らしさ」を知ること、その人の立場に立って考えることが、認知症ケアにとって重要です。

　あなたのとらえ方はどちらですか？ その人の行動を、「認知症だから……」と決めつけたとらえ方をしていませんか？

認知症のある人
認知症のある人

「その人らしさ」を知るには……

　どんな人生を送ってきたのか、どのような日常生活を過ごしてきたか確認してみましょう。本人から確認できなければ、元気だったころを知る家族や友人から聴いてみるとよいでしょう。元気なころの様子を共有することは、家族が「その人らしさ」を確認するきっかけになり、対応の仕方も変わってくるかもしれません。

・どんな役割を担っていたか（母親、老人会の世話人、教師など）
・好きだったことや趣味（音楽鑑賞、絵を描くこと、喫茶店でコーヒーを飲むことなど）
・どんな生活習慣だったか（早寝早起き、きれい好き、週に一度は外出など）

4　生活（活動）レベルで考えたときの支援

（1）規則正しい生活

　記憶力や見当識の低下があると常に不安定な状態になります。規則正しい生活を送ることは、誰にとっても気持ちのよいことですし、記憶や見当識が低下していても安心していられます。施設での生活を規則正しく行うのは、職員の業務を行いやすくするのが目的ではありません。入所者にとって、気持ちよい生活を保障するためです。生活リズムの崩れは、体の抵抗力を弱め、寝たきりへと移行する結果を招きかねません。適度な活動量、そして、十分な睡眠と栄養状態を保つよう心がけましょう。

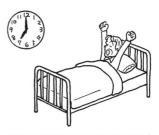

実際には、日課に積極的に排泄の時間や運動、水分摂取、外気浴のプログラムを取り入れましょう。活動を導入する場合も、決まった時間に生活と結びついた形で取り入れると、定着しやすく、受け入れもよいといえます。

（2）健康な能力の発見とできることを生かす支援

認知症になると自分のダメな部分のみを評価されることが普通になっています。残された健康な部分を引き出し、自分にもできることがあることを実感してもらい、自信づけをすることが大切です。

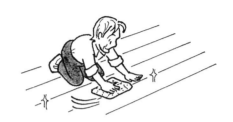

女性の場合は、片付けや食事の準備（台ふきなど）、掃除など、ついつい体が動くことを見つけましょう。

（3）日々の生活支援

認知症のある人は、日常生活に適応することが難しくなります。環境を整えることや提示の仕方で、適応的な行動に変化させることが可能です。

[感覚刺激を利用する]

言葉の理解が難しくなると、食事や入浴の誘導を行っても、うまく誘導できないときがあります。なんとか行動してもらおうと必死になればなるほど、うまくいかないといったことはよくあります。そんなときは、無理に言葉で誘導しようとせず、感覚刺激を使って想像しやすくしたり、自然と行動を起こせるような工夫をするとよいでしょう。

（例）
- 入　浴：石鹸やシャンプーの匂いや湯気の温かさでお風呂に入ることを想像できるようにする。
　　　　　銭湯のような暖簾をかけて温泉や銭湯に来ている気分になってもらう。
- 食　事：食事フロアで食事前にお味噌汁を温めたり、ご飯を炊いたりして、匂いから食事時間と分かるようにする。
　　　　　少人数で食事をとり、家で食べている気分になる。
- トイレ：便器の前に足形をつけることで自然と正しい位置に立って用を足せる。
- 移　動：杖を持ちやすいように手渡したり、靴を見せて「どうぞ」と言いながらはきやすいようにそろえる。

4 生活（活動）レベルで考えたときの支援

[刺激を入れすぎない]

　私たちには普段、視覚や聴覚といった感覚刺激がたくさん入ってきます。認知症になるとそういった刺激を認識し、処理することが難しくなります。落ち着かず座っていられない、興奮気味で怒り出すことが多いといった様子がみられたときは、刺激の量を調整すると落ち着くことができるかもしれません。また、いちど見慣れたものが目に入ってしまうと、注意がそちらに向いてしまいます（例：コップを見るとお茶を飲みたくなる）。不必要なものは、常に片付けておくとよいでしょう。

　刺激を減らすには、個室で行う、少人数で行う、つい立てや観葉植物などで周囲から遮断するといったことが有効でしょう。

[不要な説明はしない]

　言葉で説明しなくても、手続き記憶（体で覚えている記憶）が残っていれば、目の前に置くだけで自然とその作業を開始できます。説明が丁寧でないほうがよいこともあります。

[どう見えているのかを想像する]

　認知症状の中には、物の形や空間を認識する力（構成能力・空間認知能力）が低下するといった症状もあります。そうなると、適切な行動を起こすことが難しくなります。行動を起こせないときは、その人にはどう見えているのかを想像してみるとよいでしょう。

　　（例）
　　・浴　槽：施設にある大きな浴槽は、全体をとらえにくく浴槽と認識しにくい。家庭用
　　　　　　の小さな風呂を用いるか、お湯に触るなどほかの感覚を用いて浴槽の理解を
　　　　　　促すとよい。
　　・塗り絵：漫画チックなデザイン化されたものは認識しにくい。
　　　　　　線がつながっており、図と地が判別しやすいものがよい。

[ものの見え方や自分の体の位置で「できる」を支える]

　記憶・空間認知の障がいなどがあると、道具を使うこと、自分と道具の位置関係をつかみながら動作を行うことが難しくなります。そしていろいろな動作ができなくなってきます。

　身近にあふれる「もの」は使用する人に使いやすいような（行動のヒントとなる）デザインになっています。道具の種類や、置き方、見せ方を工夫することで動作自体がやりやすくなります。

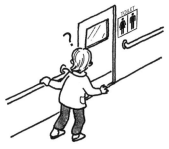

表示は一人ひとり、分かりやすさが違います

（4）能力の限界を知る

治そうと気負いすぎたり、熱心になりすぎたりして、能力以上のことを求めると、かえって混乱させてしまいます。できないことは、さりげなく手助けしていきましょう。

（5）生活の中で困った行動が出てきたときの対処

徘徊、被害妄想、異食、放尿などの行動・心理症状（BPSD）は、介護をする人にとっては、本当に困り果てる行動であるといえます。しかし、こうした行動は認知症のある人からみると、生活に対する要求のサインであることがほとんどで、職員の声かけや介助の仕方、言い換えると職員との普段からの信頼関係の度合いに強く影響されます。私たちは介護の専門家です。職員の対応が、そのまま対象者の状態を反映しているという見方で、介護に当たることが要求されます。感情的にならず、落ち着いて、困った行動の裏にある気持ちを推し量ることのできる職員になりましょう。

［対応する前に考えること］
① この行動は誰にとって問題なのか？
　・危険がある（自分に、他者に）
　・介護上の問題？
② 行動の基調に身体的な不調はないか？
　・排尿便、睡眠、薬の副作用、
　　意識障害　など
③ 行動のフィーリングの源はあるか？
　・不安感、喪失感、いつもとは
　　少し違った感じ　など
④ 行動のきっかけになることはないか？
　・物音、他人の行動、面会者、
　　天気、食事時間、服薬　など
⑤ 過去の行動様式（問題の解決の仕方）と関連はあるか？
　・困ったときは散歩に行っていた、
　　いつも夫・妻がそばにいた　など

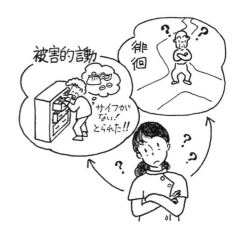

[実際の行動と理解の仕方の例]
① 「子守にいく」 ──→ 自分自身を実感できたころへの思い、役割喪失感の訴え？
② 「仕事にいく」 ──→ 何か役割がほしいとの要求？
③ 「物を盗られた」 ──→ 喪失感への訴え？（老化などで失われた機能に対する？）
　　　　　　　　　　　（自分らしい持ち物がない、自分らしさがない？）
　　　　　　　　──→ 物忘れを否認しようとする言いわけ？
④ 「息子、娘、夫が来ている」──→ 親しい人が身近にいない寂しさの訴え？
⑤ 「家に帰る」 ──→ 自分が育った家、あるいは自分が一番輝いていたころの自分
　　　　　　　　　 に帰りたい（子育て最中だったころなど）という願いの表れ？

　認知症のある人の行動は、ほとんどは記憶力や記銘力の障がい、そこから起こる不安や喪失感、施設入所により身近な人がいないという寂しさや孤独感が原因になっています。そして、それを自分に残された数少ない、またはゆがんだ方法で解決しようとしてとった行動が、周囲の人を困らせる結果になってしまいます。どれだけその人の行動を理解できるかが、支援のポイントです。

5　社会レベルで考えたときの支援
― 社会生活上での不都合や周囲との人間関係

　認知症状があっても社会的な交流は保たれますし、なじみのある人や家族などとの交流は、楽しい時間になります。

（1）仲間との交流 ― なじみの関係を作る

　同じ障がいを持った者同士が触れ合える機会を設定していきます。仲間との触れ合いは、入所者の気分を変え、安心感や楽しみのひとつとなります。ゲームや歌など、できることをお互いが認め合えるような交流の場を積極的に作っていきましょう。よく似たタイプの人でグループを作ると落ち着いて参加しやすくなります。なじみの場として一緒に過ごせる仲間を作っていきましょう。

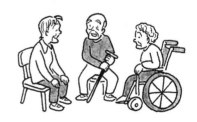

（2）仲間との交流 ─ よそ行きの顔を見せる場

　おしゃべりやお茶を飲むなど、普段の生活の場面だけでなく、人が集まっているところにお出かけする、というような場面を経験することも生活に変化とやる気を与えてくれます。認知症状のある人も、そのような場では普段は見せない、少しよそ行きの顔を作って過ごすことができます。人間にとってこうした変化は生活に必要ですし、よい刺激となります。よそ行きの顔を引き出すための工夫をしながら、生活の幅を広げる支援をしていきましょう。

[よそ行き感を出す工夫]

　自分たちの生活をイメージしてみましょう。施設ではいろいろな行事を導入していると思います。これを活用しましょう。

- ・週に1回外食する
- ・月に1回観光する
- ・週に1回習い事に行く　など

● **お出かけの楽しみ**

普段とは違う体験
- ・違う場所　・違うもの、人
- ・違う役割　・違う作業

行くまでの楽しみ
- ・想像する　・準備する　・待つ
- ・おしゃれ（服の選択、用意）
- ・身だしなみ（化粧・ひげ剃り・ネイルなど）
- ・プレゼント作り
　など

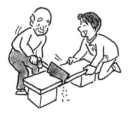

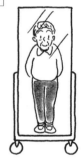

体験の共有
体験したことの共有は楽しみを何倍にもしてくれます。

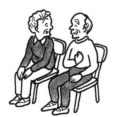

普段とは違う自分を見つける・体験する
普段はない刺激からいろいろな記憶が急に沸き上がってくることがあります。これは人に話したくなる気持ちを引き出します。教えたり聞いてもらったりすることはいつもの自分とは違った自分を思い出させてくれます。

（3）社会の中で役割を果たすこと

人の役に立ちたいという気持ちは誰もが持っています。普段からお世話されるばかりであれば、なおさらです。集団の中で誰かの役に立つ場面、ありがとうと言われる場面を一つでも多く作りましょう。

- **お願いしてやってもらう**

（例）ゲームのお手伝い

- **自らの意志で始めること**

参加者の視線や、表情から気になっているところを読み取り、「○○ですね、どうしたらいいでしょうね？」などと声かけをすると、やりたいことを引き出せるかもしれません。ゲームに参加している人の様子にも注目しましょう。

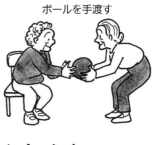

ボールを手渡す

6　認知症のある人にあった作業とは

認知症のある人は、何もすることがないことが一番のストレスになるようです。「何をしていいか分からない不安」におそわれ、それがBPSDの原因になります。やっていて、安心できる、落ち着ける、やれたという自己肯定感を感じられる、没頭できる作業を続けることで、安心したり落ち着けたりします。その人に合った（わずかでも幸せを感じられる）作業を見つけて提供していきましょう。

（1）なじみのある作業 ─ 作業歴から導き出せる作業

人は生まれてから今まで、自分の中から湧き出てくる興味や関心、人から期待されて行ってきたこと、やらなければならなかったことなど数多くの作業を選択し実行してきています。また、そのときに何を選んだかは人とのつながりや、周囲の環境にも影響されているはずです。

これまでにその人がどのような作業を選んだか、どのように・誰と一緒に行ってきたかを知ると、今、提供できる作業を見つけることができます。

まず、本人あるいは家族などからこれまでどんな作業を行ってきたのか（作業歴）、その結果、どのように成長してきたのかをゆっくり聞き取りましょう。

やりたい作業、興味がある作業、以前から続けている作業が見つかるはずです。

4章　認知症の理解と対応

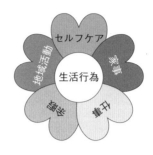

地域活動
・自治会、老人会
・道路の清掃
・街路樹や花の管理
・地域のクラブ、仲間
（ウォーキング、コーラスなど）

趣味として行っていた作業
・運動　・ストレッチ
・編み物
・囲碁、将棋、麻雀

義務的に行っていた作業
・お墓参り
・神棚、仏壇の世話
・花の水やり

習慣的に行っていた作業
・仕事　・掃除
・料理　・洗濯

（2）できる部分を使ってできる作業 — やりたいという気持ちがある人

　認知症が進むと、なじみの作業でも段々と難しくなってきます。できる部分をみつけ、それを生かしてアレンジしながら続けられるように支援します。

●編み物（鍵針編み／棒針編み）

　今まで経験したことのあるほうを選択しましょう。増減なしで同じ編み方を繰り返します。どのくらい編むのか、何を編んでいるのかすぐ忘れてしまうときは、紙に書いて表示しておきます。段を変えることのできない人には輪針を利用しましょう。
※明るく、少し太めの糸を使いましょう。
※少しの減らし目ならできる場合や家族が手伝えるなら、少し難しい作品（ソックスカバー、帽子など）にも取り組んでみましょう。

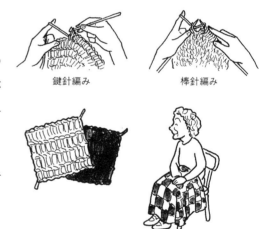

鍵針編み　　　棒針編み

正方形に編みつないで膝掛けに

●糸を巻く

　糸を巻くのは、かなり認知症が進んでもできる作業です。作品としては、厚紙やポンポンメーカーを使ってマスコット人形が作れます。

　2人で協力して柳（かせ）から巻く作業も楽しくできます。巻いては柳にしてまた巻くこともできます。

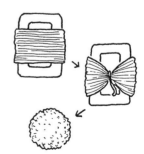

98

6 認知症のある人にあった作業とは

● **縫う**

女性なら誰もが経験した手仕事のひとつです。つくった雑巾を使って、一緒に掃除を手伝ってもらいましょう。布・糸は明るめのものを用意しましょう。簡単に針に糸を通す道具も市販されています。

・あらかじめ縫うところに印をつけておきましょう。
・針の数など数えておき、紛失に気をつけます。
・食後の片付けなどに使います。自分でつくった作品が使われることは自信づけになります。

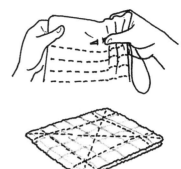

タオルを使って雑布を縫う

簡単で同じ動作を続けていると、ひとりでに作品になっているというように工夫しましょう。手が覚えているということ（手続き記憶）があれば、時間を忘れて続けることができます。その体験も認知症のある人に安心を与えてくれます。

できることが少なくなると、分からない・できない自分を認めたくないために、作業を拒否することも増えてくるでしょう。無理強いせず、見るだけ・部分的に手伝うだけなどわずかでも参加できるような雰囲気づくりをしていきましょう。

（3）できることが見つかりにくいとき

認知症が進行した状態では、提供できる作業を見つけにくくなります。しかし、何もせずに過ごす時間は苦痛にもなりえます。どんなに小さなことでも、できることを見つけてください。

● **ちぎる**

新聞紙・和紙を適当な大きさにちぎる。そのまま誕生会などで紙ふぶきに。

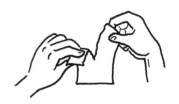

● **はさみで切る**

切る部分に太く線を引き、指示しておきます。

指先の力の弱い人には握りばさみ、利き手が左なら左手用のはさみを用意しましょう。

はさみで切る動作は、自動的な動作として記憶されている場合が多いです。

広告を細長く切っておき、紙ふぶき用に細かく切って

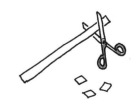

もらうと、長時間落ち着いて座っていられる人もいます。

●**輪飾り**

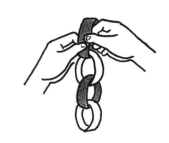

紙の表裏が分からないこと、色の区別ができないことなどがありますが、始めに貼る順に並べておくと、スムーズに行えることがことがあります。

●**はりこ**

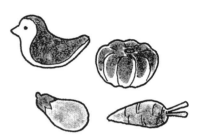

・あらかじめ新聞を丸め、形を作ります。
　上からちぎった新聞を貼り肉づけします。
・ある程度形が整ったら和紙を貼り仕上げます。小片にのりのつけられないときは、本体のほうにのりをつけておきます。鳥や野菜など単純な形のほうが、何を作っているのか理解しやすいです。

> 　認知症が進んでくると、身体にも影響が出始め、座っていても体が傾いていくなど、姿勢の崩れがよく見られます。そのような姿勢では、視線が自分の前（手元）に向きにくくなります。手は上手に動かせませんし、食事や着替えなども難しくなってきます。
> 　作業することが減ってきたときは、食事の食べ残しが増えていないか、自分で食べられているか、飲み込みはできているかなどの確認をしてください。
> 　職員が協力して、座位姿勢の調整や、体幹を動きやすくする体操などに取り組んでみましょう。

（4）ごく簡単な作業を使った作品作り

　どの施設でもいろいろな作品作りに取り組んでいることでしょう。毛糸や紙は安価であり、できる幅が広く、取り組みやすい作業です。いろいろな工夫をしてみんなで楽しんでください。
　ひとつの作品の中に、さまざまな工程・難しさの作業を織り込むことで、大きな作品ができ、関わったみんなが達成感を得ることができます。

6 認知症のある人にあった作業とは

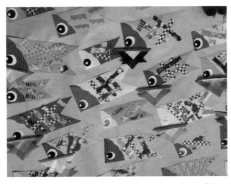 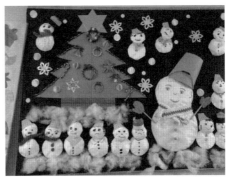

ちぎる、切るなどの簡単な作業は、何も考えず続けられる作業です。見本を目の前に置き、それぞれができる作業を分担してできるように提供しましょう。

巻く、丸めるなどの作業は少し難しくなりますが、できる期間は長い作業です。

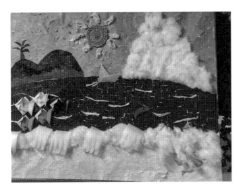 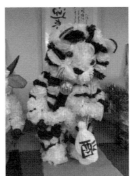

（5）レクリエーション

　輪投げ・お手玉・玉入れ・散歩・じゃんけん・手拍子・打楽器・サッカーなど、簡単な動きでできるゲームを楽しむことができます。

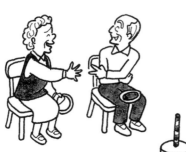 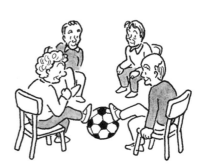

101

[感覚刺激を活用した作業 ― 受け身から始まる作業]

●音（聴覚）を活用しよう

音楽（歌・楽器）に親しまなかった人はいないでしょう。認知症では古い記憶は残っているので、子どものころや若いころに親しんだ歌（小学校の校歌や唱歌など）の記憶は最後まで残りやすいです。

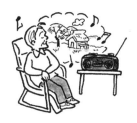

決まった時間に皆で音楽を聴いたり、動画を見たりしてみましょう。無理に歌わなくても、脳にいい刺激が入り、落ち着いたり楽しめたりします。

※同時に多人数で参加できますので見守りしやすい作業です。
※落ち着かない人や、トイレの回数が多い人も、なじみの音楽が流れていると落ち着く場合があります。その人の落ち着きやすい曲調、楽曲などを見つけていきましょう。
※急に聞こえる大きな音や、不意の呼びかけなどは不安や緊張を高めますので気を付けましょう。

●視覚を活用しよう

昔なじみの場所（故郷の光景）や品物（愛用品）、人物の写真などは記憶を引き出します。小さかったころの思い出を呼び起こすような写真を見ながら、思い出について話してみましょう。返事がなくても説明を聞くことで、刺激になっています。

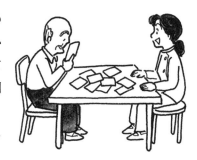

※小学校の校歌はよく盛り上がります。歌詞カードにしてみるとよいかもしれません。
※地名や食べ物などもよく盛り上がります。一度盛り上がった内容は覚えておき、記録しておきましょう。何度提供しても盛り上がるでしょう。

●触覚・運動覚・嗅覚などを活用しよう

触れる・触れられること、あったかい・さわり心地のよいものは安心をもたらしてくれます。

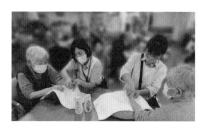

ジェルを使ったハンドマッサージやフットマッサージを使って、ゆったりした時間を過ごしましょう。

嗅覚は前頭葉に近く、最後まで残るといわれています。アロマオイルや、食べ物のにおいなどを嗅ぐことも刺激になるでしょう。

マニキュアやお化粧、スキンケアなども情動に働きかけることができます。

個別にゆっくり落ち着いた雰囲気で行うととても喜ばれ、落ち着きます。ゆったりと、静かに話をすることで、よい時間を過ごすことができます。思わぬ悩み事が聞ける場合もあります。ゆっくりと待つことで話しやすい雰囲気を作ってみましょう。

5章

コミュニケーション障がい者の
リハビリテーション

1 コミュニケーション障がいとは

　施設の中には、コミュニケーションに問題を抱えている人が多くいます。高齢にともなう認知症や、聴力の低下によるものが大半を占めており、このほか脳血管障害の後遺症として出現する失語症や運動性構音障害といった言語障害の人もいます。こういった場合には、慎重にコミュニケーションの機会を設定し、孤独感や寂しさを軽減できるよう、細心の注意を払わねばなりません。さらに、専門職としてコミュニケーション障がい者とうまく接することができる技術の修得が必要です。

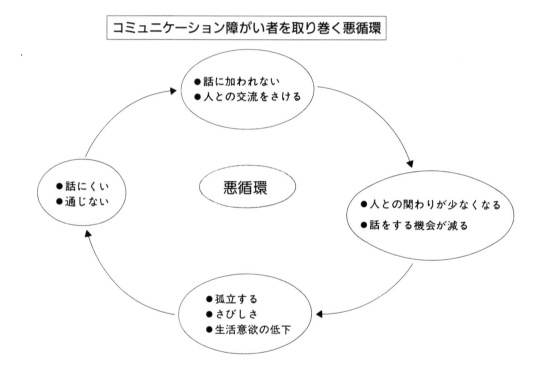

（1）コミュニケーションの大切さ

　「人間は社会的動物である」といわれるように、私たちが生きていくうえで人との交流は必要不可欠です。「コミュニケーション」は他者との「心の交流」でもあります。老化や障がいのため、心身機能の低下した人にとって、心温まる交流は生きる力ともなりえます。言葉はコミュニケーションの手段としては重要ですが、それにもまして、表情、態度、スキンシップは、心の交流には欠かせない要素です。「言葉」のみにとらわれないコミュニケーションを進めていきましょう。

（2）話すということ（バーバルコミュニケーション）

ふだんごく普通にかわす「あいさつ」は、多種多様な要素がそろって初めて成立しています。さらに、相手を誰だか判断する、返事の言葉が適切かどうか判別するなども必要です。

しかし、高齢者では、脳卒中による失語症をはじめとする多くの障がいによって、言葉の意味が理解できない、話したくても言葉が出てこないといった、うまく話し合えない状況が生じてきます。どういったところに障がいが生じているのかを見極め、伝えたいことはどういったことなのか、傾聴する姿勢が必要です。

（3）ノンバーバルコミュニケーション

先にも述べたように、よりよくコミュニケーションするためには、表情やスキンシップといった、言葉（バーバル）以外のコミュニケーションが非常に重要といわれています。人から受ける情報では、話の内容は7％程度で、表情や声の質などのノンバーバルな部分が80％以上を占めているそうです。

支援する側は、自分がどのようなノンバーバルなサインを送っているのかに配慮をしなければいけません。言葉の理解が難しい人には、身振りや表情を豊かにすることで伝わりやすくなりますし、言葉が出にくい人には、受容的な表情や待つ態度が安心感を与え、言いたいことを引き出しやすくなります。また、言葉の出にくい人の、ノンバーバルなサインを見逃さずキャッチすることも重要です。言葉で発信されることだけではなく、どんなことを伝えたいと思っているのかを受け止めましょう。

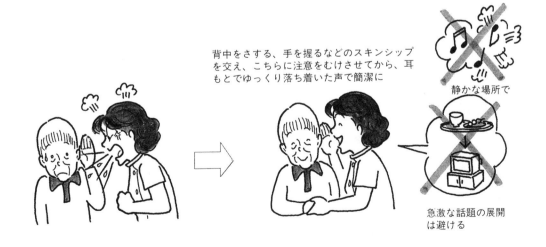

2 聴力の低下（老人性難聴）

（1）老人性難聴とは

[伝音難聴]

外耳から中耳にかけて障がいが起こったもので、原因として外耳道が詰まった、鼓膜にあなが開いた、耳小骨が動きにくいなどがあげられます。聞こえ方として、手で耳を塞ぎテレビやラジオの音を聞いた感じですが、大きな音を聞くことは可能です。

[感音難聴]

内耳から聴神経、脳にかけて障がいが起こったもので、加齢によるもの、大きな音で耳を痛めた、薬の副作用、騒音によるものなどが原因としてあげられます。聞こえ方として、高い音が聞きにくい、突然のショック音があると痛みを感じる、小さな音はよく聞こえず、大きな音がガンガン響くといったことが特徴としてあげられます。

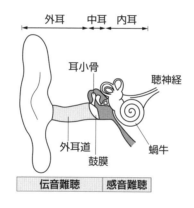

（2）症状

難聴の高齢者でよく見られる症状には、以下のようなものがあります。
・テレビやラジオの音が大きい
・聞き返しをすることが多い
・騒がしい所で相手の話が聞き取れない
・後ろから呼びかけられても気がつかない
・電話のベル、玄関のチャイムが聞き取れない　など

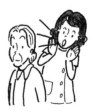

（3）接し方

　難聴のある高齢者と接するときには、聞こえる声の高さや、どのように話しかければ相手に分かりやすいか、どの程度の聞こえ具合なのかを知っておく必要があります。聴力を補う補聴器の使用や、声を大きくする器具の活用も考えなければなりません。また、難聴がある場合には相手が聞こえにくいことから、話すのが面倒になってしまい、伝える情報量が少なくなりがちなので注意が必要です。情報量が少ないことによって、被害的な物事のとらえ方や、認知機能の低下などにつながってしまうことも少なくありません。

[補聴器を必要とする場合]

　補聴器を購入する場合、専門店で買うことをお勧めします。眼鏡の度を合わせるように、補聴器も自分の聴力に合わせて調節することが必要です。調節してくれない店で購入して、きこえないからといって使わずに置いてある人も多くいます。

　聴力の程度によって、補聴器の交付が受けられる自治体があります。補聴器は大変高価なものですので、こういった制度を利用しましょう。聴覚障害は、障害判定の認定医の診断が必要です。最寄りの耳鼻科に相談してみましょう。

●聴覚障害程度等級表

2 級	3 級	4 級	5 級	6 級
両耳の聴力レベルがそれぞれ 100 デシベル以上のもの（両耳全ろう）	両耳の聴力レベルが 90 デシベル以上のもの（耳介に接しなければ大声語を理解しえないもの）	①両耳の聴力レベルが 80 デシベル以上のもの（耳介に接しなければ話声を理解しえないもの）②両耳による普通話声の最良の語音明瞭度が 50 パーセント以下のもの		①両耳の聴力レベルが 70 デシベル以上のもの（40 センチメートル以上の距離で発声された会話語を理解しえないもの）②一側耳の聴力レベル 90 デシベル以上、他側耳の聴力レベルが 50 デシベル以上のもの

3　失語症

（1）失語症とは

　大脳の言語中枢が損傷を受け、その結果として、話すこと・身振りをすること・話された言葉を理解すること・読むこと・書くこと・計算などの能力のうち、どれか、または全部が困難になることをいいます。失語症は、右半身に麻痺をきたした場合（右片麻痺）によ

5章　コミュニケーション障がい者のリハビリテーション

くみられます。なぜなら、右片麻痺では、脳の左側の一部が損傷を受けており、言葉の中枢も左側にあるからです。

（2）症状

失語症の患者さんの話し方でよく見られる症状には、以下のようなものがあります。
① 考えていることを言葉にすることが難しい（喚語困難）
　（例）あの〜、え〜と、その〜
② 考えていることとは別の言葉が出てしまう（錯語）
　（例）机の絵を見て→椅子　　時計の絵を見て→とてい
③ まったく意味のなさない言葉が出てしまう（ジャーゴン）
　（例）アクリマールは、カノカソです。
④ 場面が変わっても、前に言った言葉が繰り返し出てしまう（保続）
　（例）時計の絵を "トケイ" と言ったとすると、次に見せられた別の絵を見ても "トケイ" といってしまう。
⑤ 重度の場合、意味のあるひとつ、ひとつの言葉だけが残っていて、何か言おうとするとその残っている言葉だけを繰り返し言ってしまう（残語）
　（例）そうそう、えっとね、こんにちは
⑥ 助詞を間違ったり、抜かしたりしてしまう（失文法）。
　（例）タクシーで病院へ行く
　　　　　→タクシーを病院が行く
　　　　　→タクシー…病院…行く

（3）接し方

① 話すことも、言葉を理解することも難しい場合
・言葉数をあまり多くせず、ゆっくりと、身振りや表情を使って話しかけ、可能であれば漢字で書いた単語を見せる。
・「はい、いいえ」で答えてもらう場合、次々にこちらから質問をあびせかけないようにし、お互いに興奮せず、ひとつずつゆっくり尋ねるようにする。
・言葉は話せなくても、判断力はあるので、自尊心を傷つけるような態度は慎む。言いたい言葉がうまく思い出せないでいる場合は身振りを使ったり、絵で描いてもらったりするなど、言葉以外の方法も使ってもらう。
・時間をかければある程度話せる場合には、こちらが先回りして、本人の気持ちを代

110

弁することは、かえって本人を傷つけてしまうことがある。

② 言い間違いが多く、何を言おうとしているのか分からない場合

・分からないときは、興奮して感情的にならないようにし、勘を働かせて一つひとつ確認していく。

・言っていることがおかしいと思ったら、実物を見せたり、漢字で書いた単語を見せたりして確認するのもひとつの方法です。

・一般的には、相手の間違いをいちいち訂正することは避けた方がよい。誤りを指摘されても、自分ではコントロールできない場合が多く、ときには怒りや不安を引き起こす傾向があるからです。

③ 言葉の理解が困難な場合

・分からないときは、ゆっくり繰り返し話し、身振りや文字を加えて、表情を豊かにすると理解されやすい。

・文字を書いて示す場合、文章よりも漢字単語を並べたほうが理解されやすい。

・復唱のできる人には、復唱してもらって理解を確認する。

4 認知症

（1）認知症によるコミュニケーション障がいとは

いったん完成された脳が、なんらかのきっかけで広範囲に障がいされ、認識、了解、判断、決断などの脳の機能がうまく働かなくなり、その結果、家庭生活や社会生活に支障をきたした状態といわれています（4章を参照）。脳機能の障がいにより、他者との言葉でのやりとりや状況判断をすることが難しくなります。コミュニケーション活動の減少は、認知症のある人をより不安にし、認知症状の進行につながってしまうので、コミュニケーションの量と質を充実させる関わりが必要となります。

（2）症状

認知症のタイプや重症度によって、症状は異なります。認知症をひとくくりにとらえず症状を見極めて、個人のコミュニケーション能力に応じた関わりを心がけましょう。

認知症のタイプによっては、先に述べた失語症状が見られることがあります。記憶障害があると、自分が経験したエピソードを思い出すことができず、周囲からの問いに対して正確に反応することができなくなります。また、人や場所、時間が分からなくなることや、状況判断ができずに混乱することで、周囲とのやりとりに支障をきたしてしまいます。

（3）接し方

　興味を持ってもらえて理解しやすい内容の会話を欠かさず、分かりやすい表現や声の高さ、大きさ、注意の促し方を工夫し、話しやすくゆったりとした雰囲気づくりを心がけましょう。重度になると、言葉を発することができなくなることがあります。言葉で表現できなくても伝えたいことがあるはずです。受け入れているというノンバーバルな対応と、伝えたいことが何かを、それまでの行動などから考え、相手をしっかりと受け止める対応が大切です。

5　運動性構音障害

（1）運動性構音障害とは

　脳損傷の結果、言葉を話すときに使う器官（口唇、舌、軟口蓋、声帯など）の筋肉の運動や感覚を支配する神経が障がいされるために起こるもので、はっきりした声・ことばを話すことができないことをいいます。この障がいは失語症とは違い、右片麻痺ばかりでなく、左片麻痺の人にも見られます。

（2）症状

　一番問題になるのは、声に関することです。病気になる以前に比べて、ガラガラ声になった・声が小さくなった・高い声が出にくい・力を入れないと声が出ないなどの訴えがあります。

（3）接し方

　ものの名前が思い出せなかったり、文字が分からなかったりするわけではないので、麻痺のない側の手で筆談（自分の言いたいことを字で書いて示す）をすることや、50音表を指さすことで意思を伝えることができます。

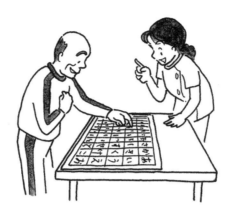

6 コミュニケーション障がい者のリハビリテーション

[接し方10か条]

〈言葉かけの際〉

① 相手の正面でこちらに注意を向けさせてから話しかけましょう
　→視線を合わせてから話しかける、体に触りながら話しかけるなど

② なるべく大げさな発音や大声は避けましょう
　→認知症・失語症の人は、聞こえていないのではなくて、理解に困難を示しています
　→難聴の人も、大声を出せば聞こえるというものではなく、耳元で短く区切って話せば、重度の人でもたいてい聞こえます

③ 身近な話題で話しかけましょう
　→体調のこと、天気のこと、テレビ番組のこと（野球、相撲など）など

④ 次々に話題を変えないようにしましょう
　→理解が悪かったり、耳が遠かったりすると急な話題の切り替えになかなかついてこられないためです

⑤ 重要な点は表現を変えて繰り返しましょう
　→ジェスチュアを交えたり、文字を書いて見せたりなど

⑥ 応答形式を考えましょう
　→こちらからの質問に「はい、いいえ」で答えてもらう、ジェスチュアや指さしを使って答えてもらうなど

〈聞く際〉

⑦ 抑揚や表現を豊かにしましょう
　→表情を柔らかくしたり、聞く姿勢を考えてください

⑧ 発話に必要な間をとりましょう

113

→話し始めに時間がかかる場合、落ち着いて、待ちましょう

⑨ 相手の発話内容を整理して考えましょう

→相手の少ない発話から聞き手が推測しながら聞きましょう

⑩ 聞き手は感情的にならないようにしましょう

→言っていることが分からないからといって怒ったりせず、根気よく聞いてみましょう

［症例］　会話ができることで意欲がでてきた福谷さん

福谷さん（87歳　女性）は、パーキンソン症候群にともなう運動性構音障害の人です。身体的には上・下肢の動きは緩慢で、ベッド上での生活が中心となっていました。言語面の特徴は、話すスピードが遅く、声の大きさも弱々しく、いわゆる「蚊の鳴くような声」で話している状態でした。このため近距離でないと相手に伝えることは困難で、話をする機会がなく孤立していました。本人は話好きではあるものの、積極的な訓練は望んでおらず、雑談中心の自由会話を行うことにしました。季節の話や興味のあること（例えば、この人の場合、宗教活動をされていた）を話題に会話を楽しむ時間をつくりました。また、簡潔に相手が返事できるようにしながら進め、聞き取れなかった言葉を何度も聞き返すことなく、こちらの表情がしっかり見える場所で対応しました。現在もベッド上での訓練ですが、徐々に訓練意欲が出てきており、訓練時間には「ベッドを起こして」と積極性が出てきています。会話が相手に与える影響は大きく、言葉環境の改善ができた事例でした。

6章

生活・活動への支援
― 入所者中心の支援に向けて

1 生活・活動を支援するということ

（1）生活のとらえ方

私たちの役割の中心は生活・活動を支援することです。「生活」というのは、自分が生きていくことに関わることだといえます。施設という限られた環境の中で、一人ひとりの思いによりそい「個別性のあるその人らしい生活」をどれだけ提供できるかが施設介護の醍醐味といえます。

入所生活では個人がこれまで送ってきた生活をもとにして、今後の生活を再構築していきます。そのとき余暇・役割などを忘れないようにしましょう。

右図の活動は誰にもあてはまるものです。年代や社会的役割によって各々の重みや量は変化してきます。

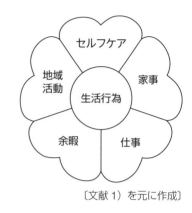

〔文献1〕を元に作成

（例）
- 子供時代は遊びや学びが生活の中心であり、仕事（役割）ともいえる。
- 青年期には役割活動に多くの時間が割かれ、遊びや余暇、休養は生活に潤いを与えるものとしての意味合いが大きくなる。
- 高齢期では役割や交流が減り、余暇・休養の時間が大半を占めるようになる。

（2）生活を支援する視点

●**自分でできることで活動の多様性が広がっていく**

"生活"というと「食事」、「排泄」、「入浴」の3大介護と、「整容」、「更衣」が浮かんできますが、私たちの生活を思い浮かべてみると、それだけでは十分といえないことが分かります。

例えば「お菓子を食べる」ときには、手を洗う、欲しいものを選ぶ、袋を開ける、食べる順番を考える、こぼさないようにする、こぼしたくずを集めて捨てるなど、さまざまなことを行っています。そのほかにもテレビのリモコンを操作する、ティッシュで鼻をかむなど、毎日を快適に過ごすために私たちはさまざまな活動を巧妙に組み合わせています。

ほんの小さなことでも"できない"ことが出てくると、活動自体を行うことをためらったり、やめたりと、後ろ向きな選択をしてしまいがちになります。それは自分らしい生活をあきらめることにつながります。

1 生活・活動を支援するということ

● ごく細かな身のまわりのことを自分ですることで意欲が出る

トイレや更衣はもちろんですが、そのほかに生活の中でごく自然に行っている「背中をかきたい」「鼻をかみたい」「お尻が痛いので向きを変えたい」などの些細なことほど、他人に頼むのは勇気が必要です。「頼むくらいなら…」と辛抱する方を選んでしまい、頼んでできる最小限のことだけに生活を制限することになりかねません。その結果、生活が自分のものでなくなっていく喪失感をいっそう強く感じ、どんどん意欲がなくなり、より依存的になったりします。

● 個別性 ─ 人に頼めることを仕分けて自分の時間を割り振る

生活の中で何かを行うとき、私たちは効率や優先性などいろいろな意味づけをし、そのうえで行動しています。何から何まで「自分でしたほうがよい」というだけでは対応しきれません。

● 依頼するとしても詳細まで自分で決める（選ぶ）

介護が必要な状況であるからこそ、自分で決めることは自分の生活を自分のものと感じる大きな要素になります。

[その人にあった支援とは]

例えば、「散歩に行く」という場合の、居室での準備について考えてみましょう。

① **自分で服を選ぶことが大切な人**

「前の日から考える」「その日の朝から考える」「自分で用意して着替える」「行く直前に一緒に考えて着せてもらう」など、さまざまな方法がとれます。

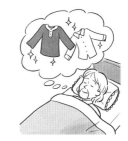

② **自分ですることが大切な人**

「靴を自分で履く」「装具を自分でつける」など出かける時間から逆算してできるように声かけをすることで自立を支えられます。

③ **散歩に出て、歩くことで充実感を得られる人**

靴や更衣は全介助で手伝ってもらうが、歩くことに最大限の時間を使えるように支援し、散歩の楽しみを一緒に体感する言葉かけを行います。

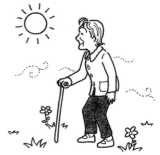

6章　生活・活動への支援 ― 入所者中心の支援に向けて

④ **帽子や化粧など身だしなみに時間をかけたい人**

おしゃれをすることは、いくつになっても楽しいものです。散歩の前に時間をつくれるようにはからいます。

⑤ **外出中の排泄に不安がある人**

心配事があると、外出を敬遠しがちになります。特に排泄は外出の制限になりやすいので十分に配慮したいものです。

2 生活・活動の大前提

生活・活動を支援するときには、まずその活動のもつ意味（＝支援側の考える社会的で一般的な意味）、そして、支援される側のもつ個別的な意味についてよく考えることが必要です。

活動を理解する視点を、食事を例に考えてみましょう。

施設の生活では、食事はほかの入所者と同じものを一緒に食べる場合が多くなります。しかし、食事ほど好みや習慣が違う活動はありません。高齢になると，さらに健康に対する気遣いや口腔機能の変化など食事に対する考え方や行動がより特徴的になってきます。

① 活動の意味や価値

活動そのものがもつ社会的な意味や役割：その人が所属している社会の文化的背景や住む地域・年齢・性別などによって決まります。

食事のもつ一般的意味	食べ方・たしなみ・社会性
・栄養摂取（生命維持・健康管理など） ・生活習慣（時間・回数・量・内容） ・楽しみ・団らん	・たしなみ　「お行儀が悪い食べ方はしたくない」 　　　　　　「あの人の食べ方は汚いわ」 ・栄養　　　「私もあんなの食べたい」 ・時間　　　「周りに合わせて食べるのがしんどい」 ・清潔　　　「咳き込むから人と一緒には食べたくない」

その活動に個人が持たせる個別的な意味：個人個人の経験、培ってきた価値観や生き方で決まります。

習慣・嗜好など
・「朝はパンしか食べません」
・「食事は1日2回と決めています」
・「毎日でもいいから天ぷらが食べたいです」
・「なんでも出されたものは全部食べます」

② **活動を行うために必要な要素**
　・生理的側面　・身体的側面　・認知的側面　・心理的側面
③ **活動そのものを行う手順や方法など**
　・時間的側面　・道具や環境的側面　・誰と行うかなど人的な側面

　①～③の視点を一方向からだけでなくできるだけ多方向から考え分析していくことで、本当にその人にあった介護方法や内容を見つけることができます。
　例えば、「食事の途中で手が止まる・時間がかかる」場合の考え方を見てみましょう。

生理的側面
・おなかがすいていないのかな？
　（生活リズムの崩れ？　脱水？　便秘？）
・味が分からないのかな？（味覚）

身体的側面
・飲み込みにくいのかな？（嚥下機能の低下）
・姿勢が疲れるのかな？
　（座位の崩れ→姿勢を整えよう！
　椅子の種類を変えてみよう！）

認知的側面
・食事をしているということを忘れて
　しまったのかな？（記憶の低下）
・何かほかに気を取られているのかな？
　（注意力散漫）
・見えてないのかな？
　（視野や視空間認知の低下）
・おいしくないのかな？
　（味覚・臭覚・視覚・温冷覚低下？）

心理的側面
・心配事？
・おいしいと思っているのかな？

道具や環境的側面
・道具（箸・スプーンなど）の使い方が
　分からないのかな？
・使いにくいのかな？　重たいのかな？

時間的側面
・生活習慣？
・食事を食べるのが遅い（ゆっくり食べる）

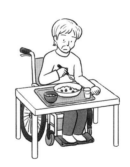

　毎日三度ある食事は、地域や家庭、個人ごとにさまざまな習慣があります。また、食事は日々の楽しみにもなりえます。
　一方で食事は健康管理の要素も大きく、サービス提供の幅が狭くなりがちです。入所者の気持ちを丁寧に聞き取り、どのような支援ができるかを考えてみましょう。

6章　生活・活動への支援 ― 入所者中心の支援に向けて

3 生活・活動の支援の実際

(1) 快適な居場所づくり

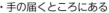

● ベッド周りの整理と整備

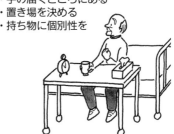

・手の届くところにある
・置き場を決める
・持ち物に個別性を

ベッド周りは自分の家であり、自分だけの空間です。まず、自分らしく生活できるようにすることを第一にそして快適な空間になるよう工夫します。また、長い時間を過ごすことになるので、自分でできることを増やすための工夫をしましょう。

● 移動しやすさ

車いす利用はもとより、杖や歩行器が移動手段であっても、どこかに行きたくなったときにスムーズな移動がしやすい環境は最も大切です。ベッドの向きや車いすの置き場所などに細心の心遣いをしましょう。

(2) 身だしなみ、整容

気持ちよく生活するためには、歯磨き、整髪、化粧などの整容動作は欠かせません。これらは毎日定期的に行うことで、生活リズムをつけることにも役立ちます。自分らしく身だしなみを整えることは自信を持って人と交流するためのベースとなるので、社会性を保つ意味でも大切です。また、ティッシュ、タオル、リモコン等こまごまとしたものも、自立したい行為です。その人の習慣をよく聞き取り、日常的にやりたいことは手の届くところに置くとよいでしょう。

(3) 更衣

● 服を選ぶこと

朝晩に着替えることは整容と同様に生活リズムをつけ、社会性を取り戻すために重要な視点です。季節を感じ、自覚するには自分で気候に合わせて着る服を選ぶことが有効です。更衣は服選びから始まります。今から着る服を選ぶのは楽しいことのひとつです。タンスの衣類を見ながら自分で選べるような設定をしましょう。さらに、足元が冷えやすい人の場合はレッグウォーマーをはく、ひざかけやハンカチをえらぶ等、自己決定の機会を増やすことができます。また、服の好みも人それぞれです。"生活しやすさ""着替えやすさ"

などの点から機能的な服を選ぶことは不可欠であっても、なるべく自分らしさを表現できるものを選びましょう。

● **着替えやすい姿勢、衣服の工夫**

それぞれの季節で温度の変化に合わせて上着を脱ぎ着することも。特に上着を着るときには座位のバランスが必要になります。

立位でのバランスが悪いとズボンの背中部分を上げるのが難しくなります。前にもたれて上げてみましょう。

［上着の着方］

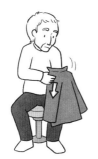
片腕に袖を通す

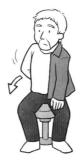
反対側へひっぱる

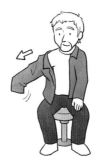
反対の腕に通す

（4）排泄

● **排泄への支援の考え方**

排泄は誰もがなるべくなら自立して行いたいと考える活動です。そして、セルフケアの中でもパーソナルな問題です。慎重に、冷静な態度で対応することで、相手の恥ずかしさや不安を和らげることができます。

● **支援の手順**

排泄には多くの手順が必要です。本人がどこに難しさを感じているのかをしっかり見極めてから、介助方法を探ることが求められます。

```
尿意を感じる  →  トイレに行こうと思う  →  トイレまで行く  →  立つ  →
下衣を下ろす  →  便器に座る  →  排泄する  →
拭く  →  下衣をはく  →  トイレから離れる
```

例えば麻痺があって立ち座りに大きな努力が必要な場合は、便器に移るときに尿もれが生じたりします。その場合は、パッドなどで尿もれの不安を取り除きます。そして、早め早めにトイレに行くことを試み、便座への移乗がなるべく楽にできるような支援をしてみ

ましょう。

　排泄には一人ひとりのリズムがあります。排泄の時間が気になって、長時間のレクリエーションや外出に参加できないなど、生活全体の制限になっている場合もあります。さらにそのことを言い出せずに悩んでいることもあるかもしれません。（その人の）排泄のリズムを知り、また整えることも支援になります。

（5）食事

［ 高齢者のリハビリテーションと栄養 ］

　食事は、「楽しくおいしく食す」ことが前提であるべきです。それによって消化吸収がアップし、体と心の栄養になり"栄養は生きる力"になると考えられます。しかし、加齢にともなう廃用症状で、口に入れてよくかみ、飲み込むという機能が低下傾向にあるため、食べることが可能な食形態に制約が生じることがあります、もし、刻み食やペースト食になってしまうと、見た目の悪さや、出されたものが何か分からない、飽きるといったことが原因で食欲が減退し、タンパク質やエネルギーに限らず、食物繊維、ビタミン、カルシウムなどあらゆる必須摂取成分が不足します。

　また食事量には全身疾患や薬の影響、運動不足、心因的なことなど、さまざまな要因が関係するため、栄養ケアは非常に難しく、栄養士を中心に他職種関与による多角的なアプローチが必要といえます。

栄養評価

　栄養評価とは単に食事摂取量をいうのではなく、さまざまな栄養素の摂取量のことを指します。これは口の中に入った量ではなく、胃の中に到達した量を指します。摂食障害のある場合は、嚥下せずに口腔内に溜めていることが多々あります。食事の様子を観察し、口腔内のチェックをすることも重要です。

サルコペニアの原因と筋力トレーニング

　サルコペニア（sarcopenia）とはギリシャ語の造語で、骨格筋・筋肉（sarco）が減少（penia）していることを指します。

　狭義では、単に①加齢に伴う筋肉量の低下を指します。筋肉量は30歳ごろをピークに、その後は加齢とともに低下します。一方、広義では、②活動に関連（廃用、無重力）したもの、③栄養に関連（エネルギー摂取不足、飢餓）したもの、④疾患に関連（侵襲、悪液質、神経筋疾患など）したものなどがあげられます。これらを二次性サル

コペニアと呼んでいます。その原因は、1. 安静、臥床、無重力など、2. エネルギーとタンパク質の摂取量不足、3. 病気による侵襲、悪液質、神経筋疾患（多発性筋炎、筋萎縮性側索硬化症など）があります。

①〜④の4つすべてがある場合には、疾患の治療と適切な栄養管理を優先します。この場合、筋力向上のためのトレーニングは行えません。機能維持を目標とした関節可動域訓練や座位訓練のみ行います。ある程度、原疾患が落ち着き栄養管理ができたあとで筋力トレーニングに進みます。

［栄養ケアなくしてリハビリテーションはない！］

リハビリテーションにとって栄養は重要なサインです。高齢者の栄養評価は体重測定が基本です。仮に、数カ月の間に5％以上減少しているときは、飢餓を疑いましょう。施設においては、医療面での厳密な評価を行うことは困難な場合も考えられますので、その場合は入居以前の身体状態を調べるとよいでしょう。このような計測さえも行えない場合は、日頃から体に触れて、上腕や肩甲骨周囲の感触から栄養状態や身体の変化を把握するように努めましょう。低栄養については、血液検査値を見ましょう。

〈栄養状態を調べるには〉

① 入居後と入居前の身体状態を比較する
・BMI
・上腕周囲長
・上腕三頭筋皮下脂肪厚
・肩甲骨皮下脂肪圧　　など

② 計測が行えない場合
・日頃から体に触れて、上腕や肩甲骨周囲の感触から栄養状態や身体の変化を把握する

③ 血液検査値の確認
・総蛋白
・アルブミン
・総コレステロール
・血中ビタミンD濃度　　など

（6）食事支援の実際

[高齢者と食事]

　高齢者施設において、食事は「もっとも楽しみなイベント」ともいえます。"食べること"は、生命の維持だけでなく、人の生活を豊かにし、生きる意欲を高め、ひいては幸福感につながっていきます。しかし、窒息など死に直結する場合もあります。十分に危機管理されている施設内であっても、さらにきめ細かく安全に配慮しながら、楽しく、おいしく食事ができるようにしていくことが大切です。

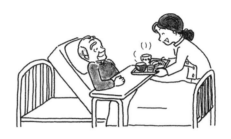

[食事支援の考え方]

　施設には認知症のある人や脳血管障害による麻痺のある高齢者が多く、また、意思の疎通が困難なケースもあります。このような場合は、目に見える回復を期待するのは非現実的です。機能維持を目標にしたリハビリテーションを行いながら、食事環境、口腔環境を整え、残っている機能に合った食事を提供するという支援が重要であり、現実的でしょう。

[摂食・嚥下のメカニズム]

　食事時間が近くなってくると、食事準備の音、調味料のにおい、包丁の音などで「食べたい」という思いがうまれ、全身の各器官が準備を始めます。例えば、胃腸は食べ物を受け入れる消化分解酵素を出し、口の中は食塊の通過をスムーズにするための、消化酵素をたっぷり含んだ唾液を出します。

　食べることは、先行期→準備期→口腔期→咽頭期→食道期という過程（図）で理解できます。この5期のどこに障がいがあるか、体のどこに障がいがあるかをしっかりアセスメントすることにより、ある程度の支援方法は決まってきます。そして、体調や、環境など個々に合わせてさまざまな支援を行います。

〈摂食嚥下の5期〉

1 先行期（認知期）
食べ物を目で見て認知し、何をどのように食べるか判断します。

2 準備期（咀嚼期）
口に入った食べ物を咀嚼し唾液と混ぜ合わせて、味わいながら飲み込みやすい食塊に形成します。

3 口腔期
舌の運動によって食塊を口腔から咽頭に送ります。(a)

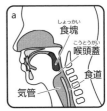

4 咽頭期
奥歯をかみ合わせ、舌を上あごに押しつけ、圧を高めます。鼻に食物が流れないように鼻咽腔は閉鎖されます。脳に指令が送られ反射的にゴックンと食塊が咽頭から食道へ送られます。気管内に食塊が入らないように喉頭蓋が閉じます。(b)

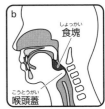

5 食道期
食道から胃へ送られます。(c)

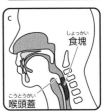

[食事時に見られる問題]

●口腔周囲の問題

　高齢者の口腔内には、かむ機能を補うもの（被せ・ブリッジ・インプラント・総義歯・部分義歯）が入っていることが多いのですが、チェックされずに放置されたままのものや、不適合のまま長年使用しているものも多く、それが食事摂取の障がいになっている場合があります。

　食事介助の際には、食事中の口の動きや口腔内を観察する事も大事です。「口を開けたら上の義歯が落ちる」「義歯が入っていない」「歯（義歯）が折れた」「被せが取れた」「虫歯」「歯周炎」「口腔潰瘍」などの問題を早期に発見し、歯科関係者に連絡を取って相談しなければなりません。

　また、おいしく食べるには口腔内だけでなく鼻腔ケアも重要です。俗に「鼻が詰まると味が感じられない」といわれますが、これは、口腔内に広がる味は口腔から鼻腔に抜ける匂いでも感じているからなのです。

　誤嚥、窒息のリスクへの注意とケアも不可欠です。

● 姿勢

"安全に食べる"ためには姿勢が重要です。嚥下機能が低下している高齢者は誤嚥するリスクがあります。誤嚥を防ぐ一番の対策は姿勢を整えることです。

適切な椅子とテーブルの高さ

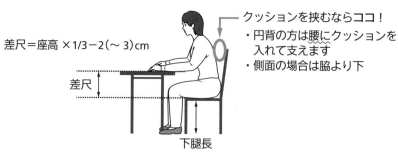

足・お尻・背中・肩・首・あごが、なるべくこの姿勢に近づくように調整しましょう

[食事形態の工夫]

　口の中で咀嚼すると、食べ物は飲みこみやすいように丸く集められます。唾液が少ないために口腔内でばらけたり、舌の動きが悪いために口腔内で食塊にできない場合は、ドレッシングやマヨネーズ等に増粘剤を混ぜてつなぎの代わりにしたり、煮物の煮汁に増粘剤を混ぜるなどの工夫をし、可能な限り、おかず本来の味や見た目を変えずに提供するように努力しましょう。それでも難しいときは、ゼリー食やムース食など食事形態の変更も必要です。

[食事スタイルの理解]

　自分の食事スタイルは本人が一番よく知っており、自分に最も適した一口量、運ぶ間隔など自分の嚥下能力、自分の呼吸リズムや体調を無意識にとらえ、自分にとって最も安全な食べ方をしています。適切な支援や食事介助を行うには、相手のスタイルを考慮しなければなりません。

　どのような支援・介助が適切かを知るには、その人の食事スタイルを体験してみるのも一案です。その人の横に座って同じ姿勢をとり、まったく同じリズムで、かむ、呼吸する、飲み込む等、模倣してみてください。自分自身で体験することで、必要な道具、必要な支援が痛切に実感できるからです。

[自助具の活用]

　食事のための自助具はたくさんあります。握力がないならば、軽いお椀、太めの持ち手

3 生活・活動の支援の実際

にしましょう。

　円背、首の拘縮がある場合は、コップを傾けることが難しく、逆に体ごと起こすと勢い
よく水分が入るのでむせてしまいます。ストローを使用すれば、首をそのままにして飲む
ことができ、場合によればとろみをつけずに飲める人もいます。

　水分にむせのある人の場合は、とろみ剤を使用し水分の流れるスピードを遅くするので
すが、飲み物によって固まり方や物性が安定する時間はさまざまです。あらかじめ提供頻
度の高い飲み物は適切なとろみ剤の量を調べておき、いつでも安定したものを提供するよ
うにします。

［ 介助の実際 ］

　「食事時間は戦場である」とよく耳にしますが、介助者が立ったまま介助を行うと、要介
護者は顎が上がってしまうため摂食しにくくなります。同じ食卓を囲むように座って行い
ましょう。

　例えば目が開けられない方であっても、スプーンなどを持ってもらい、介助者が口まで
誘導すると、自分の持ったスプーンが口まで届く間に、どのタイミングで口を開ければい
いのかを経験的に覚えていて脳がきちんと指令を出し、食べ物を迎えるために口は自然に
開かれます。

　また、「汁椀を傾ける」ことだけができないのであれば、さりげなくお椀を下から支えて
ゆっくり傾けるお手伝いをしてみます。

　"食べる・食べさせる"ことが仕事になってしまうと、介助する側の都合やペースになり
大変危険です。安全に食べてもらうためには、可能な限りその人自身で食べられるように
支援すべきです。それが支援であり、介助の意図するところでもあります。

［ 認知症と摂食行為の変化 ］

　認知症は約70種類あるといわれています。その中でも代表的な「アルツハイマー型認
知症」「脳血管障害」「パーキンソン障害」「レビー小体型認知症」は、それぞれの行動特性
をよく理解することが重要です。また、個々の病態や、口腔内の状態も把握しなければな
りません。

　認知症の人では、「食事を忘れる」「盗食」「異食」「早食い」「丸飲み」「遊ぶ」がみられ
ることがあります。行動を先読みし、食事形態や食器・スプー
ン等の道具を工夫するなど、食事環境の整備が求められます。
また、「傾眠」に対しては睡眠リズム・服薬・入浴後の体力低
下、「食思の低下」に対しては排便リズム・TVの内容も含め
た環境なども関係します。入浴の順番、ケアの見直しなどきめ

127

6章　生活・活動への支援 — 入所者中心の支援に向けて

細やかな配慮も重要になります。

最期の食事

　もし「最期に食べたいものは」と聞かれたら何と答えますか？　人生の最期をどう過ごすかを決めるのは自分であるべきなのですが、デリケートな問題なのでなかなか話題にしがたいのも事実です。しかし、本人の考えを聞いておくことは大切です。入所者同士の何気ない会話の中で本音が出てくることがあるので、些細な情報も書き留めておきましょう。経管栄養を選択するのか、最後まで口から食べられるのか等々、本人の望む生き方を支え、また本人や家族の精神的満足につながる方法を明確にすることができます。

[ターミナル期の食事]

　ターミナル期には、食事量が減り、臥床時間が長くなります。人間は口から食べられなくなっても、最後まで唾液は飲み続けなければいけません。しかし、「摂食」に関係する筋肉が衰えると、唾液でも誤嚥しやすくなります。また、あおむけになると下顎が重力で下方向へ引っ張られ開口状態になったり、首の筋緊張によって顎が拘縮して舌がおちこみ、気道が狭くなったりします。

　口を開いたままだと口腔内や気道は乾燥し、舌や粘膜同士が引っつき窒息を招くなどのリスクが高くなるとともに、これらは非常に苦痛の伴うものです。首の筋緊張をほぐすことにより、開口や顎の拘縮が予防できます。また、唾液腺のマッサージで口腔乾燥を防ぎ、最低限の潤った状態を保つことができます。

4　ADL と IADL

（1）ADL とは

　ADL という言葉はよく使われ、日常生活活動という意味です。私たちが自分の生活を支障なく営むために、日々繰り返し行うものであるといえます。ADL は大きく 4 つに分けられます。

① セルフケア

　いわゆる身辺処理のための活動です。朝起きて、顔を洗い、歯を磨き、髪をとかす。そして朝ご飯を食べ、排便をする、というように私たちはさまざまな活動を自分なり

の方法で行っています。これらの活動はセルフケアといわれ、方法の違いや個人差は
あっても、普通の生活を送るために誰もが行うものです。

② **移動動作**

寝返りをする、座る、立つ、ベッドから車いすへ移動する、歩くなど。移動するとい
うことは日常生活を送るうえでは必要なものです。

③ **コミュニケーション**

他者とのコミュニケーションは、人間として生きていくうえで必要なものです。

④ **IADL**

新聞や本を読む、手紙を書く、電話をするなどの個人的活動、ごみを出す、片づけを
するなどの役割活動、交通機関の利用や公的機関への外出などの社会的な活動、そし
て、レクリエーションや手芸といった趣味活動など、私たちは日常生活を営むうえで
多くの活動をごく当たり前に行っています。

（2）ADL の自立と生活の質

リハビリテーションの分野では、身体機能の改善とともに、日常生活の活動能力の向上
にも力を注いできました。しかし、この考え方はともすれば「自分のことは自分でするの
がよいことで、できることは手伝ってもらわないのが当然」という考えに到達してしまう
危険性を持っています。ここ数年の間に、ADL の自立は、リハビリテーションの目標を
達成するための一手段であり目的にはならないこと、ADL が自立していなくても社会的
な人間としての生活の質の向上は得られること、それがリハビリテーションの本当の目的
になるという広い視点から人をとらえることが定着してきました。つまり、「身の回りのこ
との自立のみでなく社会的生活を」「より自律した生活を」という方向性であり、生活の質
（quality of life：QOL）の向上です。

しかし、このことが再び誤解を招きやすい状況を生み出しました。QOL というのは前
述のように、社会的な人間としての活動を行っているかどうかで決まるのでしょうか。

（3）QOL とは

QOL は一般的に「生活の質」といわれます。**生活のとらえ方**（p.116）で述べたような活
動の種類が充実しているかどうかという視点と、それぞれの活動の中でその人が納得でき
る状況が保たれているかどうかという視点で考えることが大切です。つまり、生活全般の
"幅"と"深み"の両方を充実させることが重要です。その人にとって本当に意味のある活
動の充実が、一般的にいう QOL の意味に近いものといえるでしょう。

（4）QOL の評価

QOL が向上したかどうか、個人のニーズに合っているのかどうかの判断は、どのようになされるのでしょうか。

[客観的 QOL と主観的 QOL]

QOL がどのくらい充実しているかを評価するのはとても難しく、その方法はまだ確立していません。現在では評価するにあたり、自己決定権、選択権、自立の程度、社会的な活動の充実度などが指標とされています。

個々の項目は社会一般の常識的尺度での判断をされています（客観的な評価）。しかし、QOL に関しては、その人が主観的にどう感じているかが最も重要な尺度であることを忘れてはなりません。ひとつの事柄にはさまざまな側面があり、一つひとつが、個人の価値観により判断されているのです。QOL の評価においても、他者の一方的な判断よりも個人の受けとめを重要視していく姿勢が不可欠です。

このことは知識として理解していても、なかなか実践で柔軟に考えるのは難しいものです。入所者一人ひとりの支援を考えるうえでも、常に相手の QOL、ニーズを適切に判断することを心がけたいものです。

[相手の QOL、ニーズを適切に把握するには]

① 物事をさまざまな側面から考える習慣を身につける
② 自分だったらどうしてほしいかと自分に置き換えて考えてみる
③ 複数の人と話し合う
④ 相手の話をじっくり聞く

（5）人間の楽しみとは

QOL を考えるとき、生きがいや楽しみなどという言葉がよく使われます。いったい私たちは何を楽しみに生きているのでしょうか。まず自分たちのことについて考えてみましょう。

「生きていくうえでの楽しみは何ですか」と聞かれたとき、どう答えるでしょうか。例をあげてみましょう。

・「子どもの成長」「家族の団らん」	・仕事をすること
・温泉に入っておいしい物を食べること	・植木を育てること、犬と散歩に行くこと
・気の合った友人と話をすること	・何かのことで人に認められること
・運動をして体を動かしているとき	・美しい自然にふれたとき
・パッチワークや編み物などで好みの物を作っていて完成したとき	・旅行に行っていろいろと観光するとき

いろいろな回答があります。いくつかに分類してみます。

・食べること、体を動かすことなど、生理的な欲求がより満たされる場合
・家族の団らんや友人との会話など、他者との心のつながりを感じるとき
・子どもや植木、ペットなどを育てること
・仕事やボランティア、家事などで自分の行動が認められるとき
・自然など美しいものにふれたとき
・何かものを作り出したとき

これらは次の3つに、だいたいまとめられるのではないでしょうか。

① 生理的に心地よさを感じること

② 精神的なやすらぎ、心地よさを感じること

　・自然の中の一因子としての自分を感じるとき
　・ありのままの自分を認められる場合
　・自分の存在を他者との関係で確認する場合
　・自分の存在を自分が作り出した事象で確認する場合
　・自分らしい活動、自主的な活動をすることで自己を再確認するとき
　・日常の義務的な生活から離れ、自分らしいゆとりの時間を持てたとき

③ 上の2つの状態を自分で作り出し、また、継続していくこと

　私たちが行う支援は、常に対象者のQOL向上のために行われているはずです。それは、行事やクラブ活動など日常の生活から少し離れた活動の中で実践されているだけでなく、日常の介護一つひとつの中でこそ行えるものであるといえるでしょう。

6章　生活・活動への支援 ― 入所者中心の支援に向けて

（6）QOL の支援の実際

[役割活動]

　人は社会的な動物であるといわれるように、いくつになっても他者や社会とつながっていたいと考えるものです。人から助けられたり、逆に自分が何かの役に立ったり、感謝されたりする経験はことさらうれしいものです。その思いは何かの障がいがあっても変わらない場合が多いでしょう。施設での生活でこうした経験を保障していくことは難しいことですが、想像力を働かせて役割活動を作り出していきましょう。

[行動からみた QOL]

　認知症がある、あまり自己主張しないなど、主観的な満足度をとらえることが難しい場合には日常生活で何かの活動を行うきっかけを作っていきましょう。その活動を自主的に選び、さらに、ほかからの働きかけがなくても、数十分あるいはそれ以上その活動を続けているとき、その人にとってその活動を継続して行うことで QOL が維持されている状態であると判断できると考えられます。

【文献】

1）日本作業療法士協会：作業と生活行為（用語解説）. https://www.jaot.or.jp/mtdlp/whats/potential_power/（参照 2025/01/17）

7章

口腔ケアの実際

7章　口腔ケアの実際

1　口腔ケアと健康

　口の中の細菌が、全身疾患や認知症の発症に影響を与えることや、口腔機能の衰えがQOLの低下や要介護状態を引き起こす可能性が、近年明らかになってきました。2024年の介護報酬改定でも、口腔・栄養に関するサービスの充実や連携の推進が重要視されています。しかし、職種間でどのように連携すればよいのか分からない、という施設が多いのも現実でしょう。ここでは、口腔ケアの正しい知識とともに、歯科以外の職種が行う口腔ケアの基本やその実際について紹介します。

（1）口腔ケアとは

　「口腔」とは、口の中にある歯や歯茎、舌や粘膜といった「組織」と、話す、食べる、呼吸する、笑う、唾液の排出などの「機能」の両方を指します。「ケア」には、気遣いや配慮、世話や実際の手入れ、という意味がありますから、「口腔ケア」とは、口腔内の組織やさまざまな機能に対して気遣いや手入れをすることと言えます。ここでは、高齢者の口腔ケアを「組織に対するケア」と「機能に対するケア」の大きく2つに分けて、その方法を紹介していきます。

（2）組織に対するケア（口腔清掃・口腔衛生管理）

　組織に対するケアは、口腔清掃または口腔衛生管理といいます。口の中の細菌は放っておくと増殖していきます。体力の低下した高齢者が細菌を大量に含んだ唾液などを誤嚥することで、誤嚥性肺炎の発症リスクが高くなります。近年は、口腔内細菌と糖尿病・動脈硬化・低栄養・認知症など全身疾患との関係も明らかになっています。また細菌が増えると塊となってプラークを形成し、虫歯や歯周病が進行し歯を失うことになりかねません。自分の歯でかむためにも、健康を維持するためにも、口腔を清潔に保つことは大切です。

（3）機能に対するケア（口腔体操・口腔機能のトレーニング）

　機能に対するケアは、口腔体操や口腔機能維持向上のためのトレーニングやリハビリテーションを指します。「固いものが食べづらい」「飲むときにむせる」「声が出にくい」といった経験は、年齢を重ねるとよくあることと思われがちですが、口に関係する筋肉の衰えが原因であることが多いと考えられています。このような些細な口の機能の衰えを「オーラルフレイル」といい、機能低下が進むと、「よくかめない」「しっかり飲み込めな

い」ようになり、食べることに障がいがあらわれます（口腔サルコペニア）。そのままでは栄養が偏り、そのうち体全体の機能の低下や寝たきりにつながる可能性があります。口の機能を維持し、低下を防ぐことは、全身の健康を守ることといえます。

つまり、高齢者の口の健康を保つには、「組織」と「機能」、どちらのケアも取り入れる必要があります。また、口腔ケアに取り組む際には、まずは専門職による必要な治療と、口腔ケアを正しく実践するための指導を受けることが必須であり、そのうえで各職種が連携してケアを継続していくことが重要です。

2 日々の口腔清掃の実際

（1）自分で磨くためのサポート

歯みがきは生活行動の一部ですので、基本的にはセルフケアが中心になり、職員は支援が必要なところのみをサポートします。どんな視点で、またどこに注意して行えばよいでしょうか。

清掃は毎食後に行うことが理想ですが、難しい場合は、例えば、まずは1日1回から始めてみる、1度に終わらせようとせず時間をあけて少しずつ行う、など状況に合わせて無理のないように進めましょう。

［自分で磨ける人］

食後に歯磨きの声かけをするなど、継続して行えるように働きかけます。自立しているように見えても、注力すべき場所を意識できていなかったり、力をかけすぎたり、大きく動かしたりしている場合は磨き残している可能性があります。歯磨きの様子をチェックし、必要があれば仕上げ磨きをして手伝いましょう。

［一部介助の人］

介護予防の観点からも、できるだけ本人が行うことが重要です。自助具を使ったり、清掃具を工夫したりして（p.138を参照）、その人に残された能力を活かせるようにサポートします。麻痺のある人、手の震えやこわばりのある人には、歯ブラシやコップを持つときに介助者が手を添えて支えます。

［認知機能が低下している人］

折れた歯や根っこを失認している人もいます。仕上げ磨きが必要です。

理解力が低下している人には、清掃を始めることを説明し、磨いている途中にも何をし

7章　口腔ケアの実際

ているか繰り返し説明します。認知症の人は気分が変わりやすく、口腔ケアを突然拒絶することがあります。嫌がるときは強制せず、時間をおいて再度声をかけてみましょう。ほかの入所者と一緒に磨く、職員が磨いて見せるなどで誘導しやすくなる場合もあります。

> **誤嚥への対応**
>
> 　誤嚥を予防するために姿勢には注意をはらいましょう。座ることのできる人は、床に足をしっかりつけて座ります。麻痺などで姿勢が安定しない場合はクッションなどをあてて体を固定しましょう。
>
> 　座ることのできない人は無理のない範囲でギャッチアップします。首が後ろにそってしまうと誤嚥しやすくなります。クッションなどをあてて首が少し前に傾くように調整しましょう。（以下の図も参照してください）

（2）口腔清掃の手順

① 感染対策

　感染予防のためにディスポーザブル（使い捨て）のグローブをはめます。自分の手に合ったサイズを使用しましょう。自身の安全、また入所者への適切な介助のために必ず両手にグローブをはめましょう。

② 姿勢確認

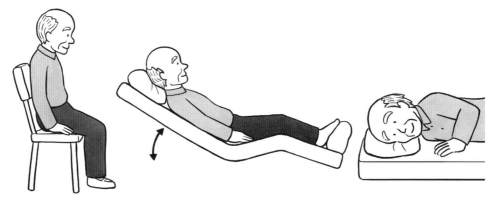

座れる場合は、足を床にしっかりつけて、体を安定させます。車いすのときも、台をおくなどして、足をしっかりつけましょう。

ベッドをギャッチアップできるなら、30度ほど起こし、枕などで頭を少し前に傾けます。

体を起こせない場合は、顔を横に向けると誤嚥しにくくなります。

　姿勢が崩れている場合は整えましょう。体がゆがみ、緊張した姿勢では誤嚥のリスクも高まります。車いすのまま歯磨きをする場合、足が床に着く場合は下ろしましょ

う。足を下ろすことで前傾姿勢が取りやすく、うがいを効果的に行えます。
③ うがい
　うがいができる人はうがいを行ってもらいます。うがいは口腔内の食物残渣や細菌を外に出す目的があります。歯磨き時のうがいはガラガラうがいではなくブクブクうがいを行います。うがいが出来ない方は、口腔内の食物残渣をスポンジブラシや粘膜ブラシ、ガーゼで先に回収しておきます。（姿勢は前ページの図を参照）
④ 観察 1
　異常がないかを確認します。歯、歯肉、舌、頬や上あごなどの粘膜、唇に腫れや出血がないか、また義歯、口臭の有無などを観察しましょう。正常を知ることで異常に気付くことができます。日ごろから観察する習慣を身に付けましょう。
⑤ 歯の清掃
　注意すべき場所は、凹凸のあるところです。①歯と歯茎の境目　②歯と歯の間　③奥歯の溝。この3か所はプラークが残りやすいので注意が必要です。歯磨きのポイントは、①磨きたいところに毛先をあてる　②軽い力で　③小刻みに動かす、この3つです。

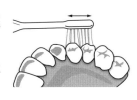

⑥ 歯間の清掃
　高齢期は歯肉が退縮し、歯間の隙間が大きくなります。プラークや食物残渣が停滞し、虫歯や歯周病が進行します。歯ブラシだけで歯間の汚れは落とせませんので、歯間ブラシの使用をお勧めします。使い方は、歯と歯の間に挿入し、歯肉を傷つけないように各々の歯の側面にあてて前後に2-3回動かします。

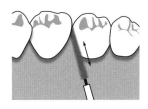

⑦ 舌、粘膜清掃
　粘膜や舌にも細菌は付着し増殖します。話したり、食べたりする機能が正常であれば、粘膜同士の摩擦によって細菌や上皮は剥がれ落ち、自浄作用によって口腔内の衛生状態は保たれますが、口腔機能の低下が顕著な人の場合は細菌や上皮は蓄積し、口腔乾燥によりこびりつき不衛生になります。

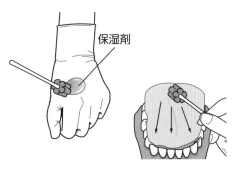

保湿剤

スポンジブラシや粘膜ブラシ、不織布ガーゼを使用し、清拭を行いましょう。
　粘膜乾燥が強い方は、口腔用保湿剤を使用し口腔内の加湿を行ってから清拭を行います。加湿後、細菌や上皮は浮き上がりやすくなりますので、道具を使って奥から手

前に「なで取る」イメージです。決してこすらないように注意しましょう。清拭後にも、粘膜保護のために保湿剤で保湿します。口腔内に薄く延ばすように塗布しましょう。

⑧　義歯清掃

　　必要に応じて義歯清掃もサポートが必要です。義歯を外し、義歯ブラシや歯ブラシでしっかり磨きましょう。義歯についても凹凸のある所（①義歯の歯の窪み　②義歯の内面　③部分義歯の金具）がプラークの残りやすいところです。義歯に付着するプラークは見えにくく、義歯のセルフケアが可能な人もプラークを見落しがちです。義歯に磨き残したプラークも誤嚥性肺炎の原因になります。入れ歯洗浄剤を使うとさらに効果的です。洗浄剤は酸性、塩素系などがあり、義歯の材料によって適切なものを使う必要があります。分からない場合は歯科医師の指導を受けてください。洗浄剤に浸した後も、ブラシで薬液のぬめりなどをこすりましょう。

⑨　観察2

　　最後の観察は、口腔内に残渣物や磨き残しがないかを確認します。特に奥歯の奥や唇の内側などが見落としがちです。

（3）清掃道具

　高齢者は歯がまばらになり、義歯を装着している人や歯周病に罹患し歯肉に問題を抱えている方が多いので、個々の状況に合った道具を適切に使用することで効率よく清掃ができて、効果が上がります。道具が増えることで作業が増えるという認識ではなく、口のような敏感な組織のケアを行うわけですから、「サポートする側の思いやりが伝わり、信頼関係を深める大切なケア」という認識で取り組んでいきましょう。

　清掃道具はしっかり流水下で洗い、よく乾燥させましょう。

［歯ブラシ］

・毛…毛が硬いと痛みを伴うため、毛の硬さは普通より柔らかいものを好む人が多い印象です。心地よいと感じる歯ブラシを選ぶことで介助時の協力が得られます。表示をよく見て選んでください。

・ヘッド部分…歯ブラシのヘッド部分は大きいと刷掃効果が高い反面、小回りが利きにくい、また開口の小さい方の口に入りにくいデメリットがあります。逆に小さい歯ブラシは小回りが利き、隙間にも入りやすいメリットがあります。

・持ち手…持ち手が太いものは握りやすいので、握力の弱い方、細かい動作が難しい人に向いています

・毛束…ワンタフトブラシという毛束がひとつの、部分磨き用の歯ブラシがあります。部分的に磨きたい場所や普通の歯ブラシでは磨きにくいと感じる場所に使用します。毛束が多ければ広い範囲に毛が当たり除去率は上がりますが細かい部分は磨きにくいでしょう。

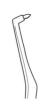

[歯間ブラシ]

・Ｉ型…前歯に使用しやすい形です。奥歯の清掃の際は針金を曲げて挿入しましょう。
・Ｌ型…奥歯に使用しやすい形ですので、針金を曲げる必要はありません。
　サイズ展開はSSS～LLと幅広くなっています。好きな形状のもの、適したサイズを使用するようにしてください。適切なサイズについてはかかりつけ歯科医や歯科衛生士のアドバイスを受けると良いでしょう。

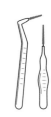

[吸引ブラシ]

　歯磨き中の誤嚥が心配な人に使用します。歯ブラシの毛の真ん中一列を抜き、吸引チューブを這わせてゴムなどで留めます。使用時は吸引機に接続し唾液や微小な食物残渣を吸引しながら口腔清掃を行うことができます。

[吸盤付き義歯清掃用たわし]

　片手では義歯を上手く洗うことが出来ない方が使う、自助具です。結束バンドでナイロンたわしと吸盤をくっつけます。洗面器や洗面所に吸盤をくっつけ、義歯をたわしにこすり付けて洗います。100%磨けるわけではないですが、自立を支援する自助具として非常に効果的です[1]。

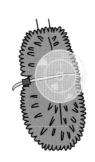

7章　口腔ケアの実際

3　口腔機能の維持・向上トレーニング

　口の機能を維持することは、現状の生活を豊かにすることはもちろん、最期まで穏やかな生活を送るための将来を見据えた支援でもあります。日頃の積み重ねが機能維持につながることはいうまでもありません。ここでは生活の中で取り組めるトレーニングや指示内容が理解できない人でも実践できるトレーニングを中心に取り上げます。

（1）口腔機能トレーニングの実際

　介護現場ではトレーニングのために個別に時間をとることはなかなか難しいことです。生活の中でさり気なくできることを見つけ、継続して取り組んでみましょう。

	トレーニング	生活の中でできること
咀嚼	・アイスの木べらや割り箸を噛んで引っ張る	・するめを噛む ・咀嚼に問題のない人に歯ごたえのある食事を提供する
唇、頬	・歯ブラシなどを唇で咥(くわ)えて引っ張る ・指を口腔内に入れほうれい線を内側からなでるように引っ張りストレッチ ・頬を膨らます、へこます ・ひょっとこのように唇を左右に動かす ・パを繰り返し発声する	・うがいをいつもより一生懸命行う ・棒付き飴を舐める ・にらめっこ、あっぷっぷ遊び
舌※	・指や歯ブラシなどで舌を上や側方から押して舌の力で押し返す ・上下左右に素早く動かす。左右にぐるっと回す ・舌をガーゼなどでつまんで左右上下にひっぱりストレッチ ・「タンタン」と舌鳴らし ・「タ行」「カ行」「ラ行」をはっきりと繰り返し言う ・口角にジャムなどをつけ舐めとる	・しりとり、ことわざなどで発語を引き出す ・飴、棒付き飴を舐める ・家族の名前を聞いて教えてもらう ※最後まで記憶し、ハッキリと声に出してもらいたい言葉なので、一番のトレーニングにしましょう。

140

3　口腔機能の維持・向上トレーニング

| 嚥下 | ・ゆっくり大きく舌の出し入れ
・アイスマッサージ…スポンジブラシを濡らして凍らせたもので咽頭後壁を触る（刺激を与える）

口蓋弓
舌の根元

・頭部挙上訓練…寝ている状態で足のつま先を見るように頭を数秒持ち上げる（首周囲の筋力訓練）
・二人一組で向かい合って手を合わせ押し相撲（舌・喉周囲の筋肉、腹筋、胸筋などを鍛える） | ・直接訓練…食べること、喉を使うことが一番の訓練
・首を持ち上げる動作を引き出す
布団で休まれているときに遠くから呼びかけ手を振る。
「あのお花きれいですね」など部屋の遠くにあるものを会話の中で見る
・お茶、食事の配膳時に肩周辺を揉んだり撫でたりする
（肩首周辺の筋肉をリラックスさせる）
・食事前に楽しい会話をする（全身のリラクゼーション） |
| 呼吸 | ・ブローイング…ストローでコップの中の水をブクブク吹く
（鼻咽頭の閉鎖、口唇閉鎖）
※吹くという説明が理解できず吸ってしまう人は誤嚥に注意が必要です
・肩をゆっくり後ろにそらして胸を張り胸郭を広げる
（胸郭がしなやかでないと肺がしっかり広がらず深呼吸できない）
・息を大きく吸って止めて「ハッ」と息を勢いよく出す | ・笑う、笑わせる（なじみのある昔のコメディー番組（録画）でもよい。食後に咽頭残留のある方に効果あり）
・語尾を伸ばす歌を歌う（チューリップ、憧れのハワイ航路（くわ）　など）
・風車、吹き流し（咥える本数を増やす）、紙風船を吹き飛ばす
・ティッシュを吹きなびかせる（息の力が弱い人でも簡単にできる）
・立ち上がる時に背中を伸ばし上を向いて数秒停止 |

※舌の体操は侮辱されたと誤解される場合もあるので注意が必要です

（2）食前の口腔体操

　食前に行うことで、覚醒を促し、また食べることに関係するすべての筋肉をスムーズに動くようにします。

［施設で行う口腔体操の例］（図）

　ゆっくり行うと20分ぐらいです。できれば食事前に行いましょう。曲を流しながら、また歌いながら行うと楽しめます。また、説明が理解できないため体操に参加できない方については、職員が横について腕を上げるなどのサポートをし、対象者に無理のない程度に参加できるよう配慮します。

〈口腔体操の例〉

① 深呼吸

鼻で吸って口から吐く深呼吸を行います。
腕を回す事で胸郭を広げ、肺にたくさん空気が入るようにします。

② 首

右　　左

下　　　　上　　　右回し　　左回し

首の筋肉をほぐすことで喉の筋肉がスムーズに動き、ごっくんの力を付けます。

③ 肩

肩を動かすことで首や腕の動きも良くなります。

④ 腕　右腕を上げる→左腕を上げる→腕の前回し→腕の後ろ回し→上体を左右に揺らす

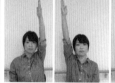

腕を上げたり、回したりすることで背中の筋肉もほぐれ、お皿を取る腕の動きを良くし、身体を左右に倒すことで胸郭をしなやかにします。

⑤ 舌

舌を出して左右に動かす→右回り・左回りに動かす
→鼻や顎をなめるように動かす→
舌に力を入れて出したり引っ込めたりする

舌を滑らかに動かし口の周り、喉の筋肉を鍛えます。また口の中の食べ物をまとめて喉にうまく送り込みます。

⑥ 口唇・頬　口唇を固く閉じ頬を膨らませます。

右頬を膨らませる→
左頬を膨らませる→
両方を膨らませる

⑦ 唾液

耳の前あたりに指をおき、やさしく押します→
下顎の角に親指をおき、やさしく押します→
下顎の先端に親指をおき、やさしく押します。
唾液の中には消化酵素があり栄養の吸収を助けます。食べ物を飲み込みやすくし、食べ物を味わうために必要です。

⑧ 呼気

ゴホンゴホンとする。
誤嚥したときに吐き出す力をつけます。

⑨ 深呼吸

呼吸を整えます。

3 口腔機能の維持・向上トレーニング

[口腔体操と一緒に行うと楽しいもの]

●早口言葉

「ゆっくり」「ふつう」「早く」の3回行い、誰でもひとつでも間違わずに言える機会を作ります。時には前で体操を行う人があえて間違ってみせて、安心して参加してもらうのもよいでしょう。

●発声練習

オペラ歌手になったつもりでおなかから声を出します。「ドミソミド」の音に合わせて音域を上げながら行うとよいでしょう。高い声や低い声を交互に出し、声帯を伸び縮めすることは声帯の筋肉を鍛え若々しい声の維持にもつながります。楽しく行いましょう。

●歌

なじみのある歌は記憶力を呼び起こし楽しい気分にします。集団での体操が理解できない方でも、手拍子や体のリズムを引き出すことで体も動かすことが出来ます。対象となる人の年代の流行歌や唱歌をリサーチして覚えましょう。

●顔のストレッチ・マッサージ

左右の頬に手をあてて優しく後ろに引っ張り、お顔や目じりのしわ伸ばしや左右の頬骨を持ち上げたりしてお顔のリフトアップを行います。ほうれい線をさすったり、首のしわやおでこのしわをさすります。周囲にいる職員を巻き込み楽しく行いましょう。

●クイズ

今日の日付、献立などを題材に出題します。献立からは魚編の漢字などをクイズにすると盛り上がります。

口腔ケアにおける生活リハビリテーションの視点

　高齢者やうつ傾向、説明が理解できない方の場合は新しいことやトレーニングに抵抗があります。そのため、いかに自然に生活で「やっていること」「やってきたこと」として取り組んでいくかがポイントになります。

　例えば、うがいを大げさにする、なじみのある道具を使う、誰もが知っている歌に簡単な振り付けをつけて毎日の習慣として取り組みます。トレーニング内容が理解できなくなっても習慣で身についたものは忘れにくいものです。嚥下障害が出てから取り組み始め、「できない」「覚えられない」と焦るのではなく、普段から自然な形で取り組んでいきましょう。

7章　口腔ケアの実際

4　チームアプローチ

　口腔ケアは非常に幅広いサポートです。サポートの有無によってADLやQOLを大きく左右します。介護の職種や歯科関係者だけではとても担いきれません。すべての職種が協力し、多角的に関わっていきましょう。

　関わる人にはそれぞれの強みがあります。専門性や強みを活かしたチームアプローチを目指しましょう。

（1）日々のチェック

　介護職や看護職の人は、日々生活支援をする中でその観察力から気付きをとても大切にしている職種です。口腔に関して得たその気付きを、必ず経験豊富な職員や他職種につなげるようにしてください。**表1**には各々の専門職が何を得意とし、その専門性からどのような口腔ケアが担えるかを示しています。

　ある特定の専門職が施設にはいない場合もあるでしょう。いないから分からないではなく、各々のスキルでカバーできるよう協力しましょう。

表1　包括的口腔ケアへの主な参加職種と役割分担（例）

職種	役割
医師	：全身的診断・評価・判断・治療・管理・リスク管理・指示・説明等
歯科医師	：口腔機能評価・歯科的治療・口腔ケア指示・訓練プログラム作成
看護師	：全身管理・口腔状態評価・口腔清掃・点滴経管栄養・摂食介助
歯科衛生士	：口腔状態の評価・専門的口腔清掃・口腔機能訓練
理学療法士	：頸部体幹機能改善訓練・肺理学療法
作業療法士	：上肢手指機能向上訓練・食器の工夫・自助具
言語聴覚士	：構音訓練口腔機能訓練・摂食嚥下訓練・呼吸訓練
管理栄養士	：栄養状態評価・栄養計画・メニュー作成・指導
ケアマネジャー	：ケアプラン作成・口腔状態評価
相談員	：環境調整・関係調整・社会資源の紹介
介護福祉士	：口腔状態観察・口腔清掃・口腔体操
薬剤師	：飲み込み易い薬剤の調整・指導
介護士・ヘルパー	：口腔状態観察・口腔清掃・口腔体操
家族	：口腔状態観察・口腔清掃・簡単な訓練・精神サポート
その他職員	：口腔に関係したレク支援（歌声広場などへの誘導）

〔文献2）を元に作成〕

（2）義歯のチェック

　義歯は非常に繊細に作られています。精密な口腔内の型を取り作成しますが、更に食べたり話したりするときのその人の癖に対して、義歯が合うかどうかをチェックし調整して

います。ですので、ご本人や周りの判断で削ったり、または治療をあきらめたりすべきではありません。体重が減ると口腔粘膜の形が変わりますので義歯の適合が悪くなります。痛みの訴えがないか、口腔清掃の際に粘膜に傷がないか観察してください。ひび割れたり、歯に引っ掛ける金具が取れていれば歯科医師に診察してもらいましょう。義歯がどのタイミングで使えなくなるかは人それぞれです。義歯はその人の体の一部であり、顔貌を整え、尊厳を保つアイテムでもあります。本人の希望に基づき歯科医師とよく相談して「卒業時期」を決めましょう。

（3）認知症のある人のケア

　口腔清掃の悩みの中で一番相談が多いのが、認知症のある人の「口が開かない」「拒否がある」この2つです。食事や入浴などのケアと同様、口腔清掃の前に認知症ケアが非常に重要になってきます。認知症ケア専門士の資格をもつ職員や上司などと口腔清掃スキル以外のアプローチにできることがないか検討してみましょう。

（4）看取りの時期のケア

　看取りの時期は身体的な変化が著しく、口腔清掃も、清潔や予防の観点から、その人の苦痛を少しでも和らげ、尊厳を守る「緩和」口腔ケアに重きが置かれます。口腔内も極度の乾燥に伴い粘膜から出血しやすく、痰や粘液が上あごなどにこびりつき、腐敗臭を伴い本人も苦痛や不快を感じる状況となります。医師や看護師と連携を取り、変化を予想し、口腔清掃も状況に応じて柔軟に対応します。通常の口腔清掃方法や清掃道具では痛みなどを伴うことが多いため歯科連携を密にし、家族にも理解を求めながら、口腔乾燥を和らげる口腔保湿ジェルや不織布ガーゼをこまめに使用し保清します。ケア中にはその人の生命力を直接感じることがあります。感じたことを家族に伝えたり、一緒にケアを行うことで家族の心の準備に寄り添うことが出来ます。さまざまな職種と協力し、口腔ケアを通した緩和ケアにも注力しましょう。

（5）歯科連携

　口の中のことは分からないことが多いと思います。その場合は施設や対象者の協力歯科医院やかかりつけ歯科医師、歯科衛生士に相談してください。どのような道具が必要か、認知症のある人や看取り時期の人の清掃方法、義歯のトラブルなどについて分からないままにするのではなく、ケアスキルをあげることは対象者のADLやQOLを豊かにするこ

とにつながります。対象者のその人らしい生活の実現のためにも、積極的に歯科連携をとることをお勧めします。

（6）他職種連携の実例

［症例］　多職種連携で、普通食が食べられるようになった松内さん

　松内さん（84歳　女性）は寝たきりで発語は単語のみ、食事はペースト状のものしかとれない状態で入所してきました。しかし、ご家族から「食欲があり、食べることが楽しみなのではないかと思う。少しでも形のあるものを食べさせてあげたい」との希望があったため、普通食を食べることを目標に、多職種が協力して支援することになりました。

　まずは食事の様子の観察と、歯科医師による口内チェックを行い、固形物を咀嚼するための義歯の調整をはじめました。歯科衛生士による口腔ケアとマッサージを取り入れ、食事の際には、松内さんが口や舌、手を動かし、徐々に自分で食べる力がつくように、介護職員が様子を見ながら補助しました。

　食事は、医師、看護師、歯科医師、管理栄養士に食べる様子を確認してもらいながら慎重にミキサー食からキザミ食へと変えていきました。作業療法士による腕の可動域訓練で、スプーンやコップが持てるようになり、1センチ大食になるころには箸も使えるようになりました。また、言葉も増えて簡単な会話ができるようになり、笑顔が見られるようになりました。入所から約1年半後には普通食となり、車いすでほかの入所者と共に食卓を囲んで食事がとれるようになりました。

　その後、松内さんは亡くなられましたが、話ができるようになってからは「お寿司が好き」など「食事」に関する話題が多く、ご家族も「自分でご飯が食べられるようになって嬉しそうだった。母親らしかった。」と話していました。松内さんへの関わり（目標に向かって連携したこと）で、小さなことでも情報のやりとりをするようになり、職種間の理解と、協働はあたりまえのことになりつつあります。

【文献】

1）大阪府歯科衛生士会：機関誌「SMILE」．vol. 93 付録.

　https://www.odha.or.jp/smile_vol-93/（参照 2023 年 10 月 18 日）

2）全国国民健康保険診療施設協議会：口腔機能リハビリテーションの普及に向けた実践マニュアル.

　https://www.kokushinkyo.or.jp/index/tabid/757/Default.aspx（参照 2023 年 10 月 18 日）

8章

グループ活動の実際

1 グループ活動のとらえ方

　高齢者のグループ活動は、趣味の活動を楽しんだり、気分転換のために散歩に出かけたりと方法はさまざまです。しかし、グループでの活動といえども、活動の基本は「個人」が対象となります。グループ活動は、高齢者の活動参加を促進させる、たくさんの要素を持っていますので、その良さを利用して、入所者の生活をより豊かにすることに取り組んでいきましょう。

（1）グループ活動の意義

　施設の生活では、職員やほかの入所者に介助してもらうことが多くあります。そのような中で仲間に助けを借りつつも、対等な立場でお互いを認め合い、何もかも忘れて楽しんだり、自分自身がまだこんなことができると確認でき、有用感を得る場。グループ活動は、このような意味でとても大切な欠かせない活動です。

[グループ活動の目的]

●**人との関わり**

　グループ活動を行うにあたって大切なことのひとつに、コミュニケーションがあげられます。人には誰かと一緒に過ごしたい、人と関わりたいという欲求が存在します。この欲求を満たす手段であるコミュニケーションは、言葉を介して行うだけではありません。何かひとつのものを作り上げる一体感や共有感など、言葉がなくても、表情・しぐさ・場の雰囲気を感じることで、コミュニケーションをとることは可能です。

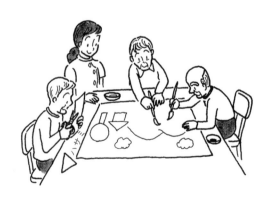

●能力の発揮

人はひとりで何かをするよりも、みんなで何かをするほうが大きな力を発揮できることがあります。例えば、ふだんは痛みを伴って手が上がらない人でも、グループ活動中に、自分でも気付かないうちに、自然と手が上がることがあります。楽しい気持ちやみんなと一緒という状況が、いつも以上の力を発揮させます。

●機能の維持

人は加齢や老化とともにいろいろな能力が衰えていきます。健康な生活を維持するには、適度な運動を継続することが大切です。しかし、ひとりでは途中で挫折したり、投げ出したりしてしまいがちです。施設入所者は、日常生活に何かしらの不便さを持っていて、その不便さが新たな不便を生み、運動習慣の阻害因子となることがあります。そこで、人の行動変容を促し、たくさんの機能維持をはかるために、グループは欠かすことのできない要素になります。

●認知機能の維持

人は運動機能とともに認知機能も衰えていきます。認知機能とは、日常生活をおくる上で必要な機能で、外部から得た情報から物事を正しく理解し、判断し、実行する機能のことをいいます。この能力が衰えると認知症になります。この機能を維持するためにレクリエーションなどの活動を通して、季節感や日時・場所の確認、歌を歌ったり、昔のことを話したりして、脳を働かせることが重要です。

（2）プログラム決定の要因

グループ活動は、参加する入所者が日頃からどんなことがしたいのかを把握し、それに沿う形で提供することが求められます。しかし、さまざまな参加者がいるため、すべての人の目的に合うように提供することは難しいことです。そこでまず、参加者の意欲を引き出して、楽しい体験とすることから、スタートするとよいでしょう。そして、職員の立場から引き出したい能力を考え、また、ケアプランの目標に沿ってグループ活動を提供するようにしましょう。

［選択のポイント］

① 安全で安心できる場

グループ活動がどんなにおもしろく、楽しい活動であっても、安全であることが大切です。そして参加者には、参加しても危険ではなく、安心できる場所であることを示

すようにしてください（例えば、途中でも中止・退出できることなど）。

② 楽しい体験

「次もまた参加したい」「もっとこんなことがしてみたい」など楽しい気持ちになる"快"の体験であることが大切です。

③ できることを前面に出す

「できること」とは、「できないことをできるようにすること」ではありません。その人自身が、現在できることや得意としていることをもっと経験してもらい、楽しい気持ちをもつことが大切です。

④ できばえ・成果・結果を重視しない

うまくできたかが問題ではなく、グループ活動を行っている過程で、何が起こっていたのかをつぶさに観察することが重要です。

⑤ 参加者同士が満足感を共有できる

グループ活動では、ひとりだけが満足するような活動は選択するべきではありません。参加者同士が少しでも満足でき、目的に向かってみんなが力を合わせて一緒に活動している気持ちになることが重要です。

［ いろいろな楽しみ方 ］

① できるという自信・満足感

まずは、できるという体験をすることが大切です。「できる」という体験が自信や満足感を高める要因となります。「次はこんなことにも挑戦してみよう」という気持ちにもつながります。

② 人よりもうまいという優越感

人は、人よりもうまくできたという優越感を求めます。うまくできた体験をグループ参加者が互いに認め合い、ほめることを行います。ほめられることで楽しみが増加していきます。

③ 前回よりもうまくできたという成功感

同じことを続けると、経験からだんだんとうまくなっていきます。うまくなっていく段階を踏むことでより楽しみが増していきます。

④ 誰かの役に立ったという有用感

グループ参加者同士で、できないことを手伝うなど、誰かの役に立つことが楽しみになる場合があります。

⑤ 自分の役割、仕事がある役割感

グループ参加者の一員としての役割だけでなく、プログラムによってはほかの人より少し重要な部分や難しい部分を担えることがあります。そういう部分を任されること

で、役割意識と達成感を味わうことが楽しみにつながります。

⑥ **みんな同じことをしているという一体感**

ひとつの目的に向かってみんなで取り組み、共通の感情を体験することはとても楽しいことで、グループ活動終了後の話題づくりにもつながります。

⑦ **ひとりではないという共有感**

スキンシップのあるゲームなどでは仲間意識が得られ、孤独感や寂しさが癒やされます。

参加者に楽しみ方を自覚してもらえるような関わり方をすることで、参加者が楽しいということを実感できます。職員はこのような要素を理解して、活動中に起こっていることを「昨日より、上手にできていますね」「手伝ってもらって助かります」など、言葉に出して、参加者に伝えていきましょう。

（3）高齢期の特性の理解

[高齢者の欲求]

高齢者には長年培ってきた生活や活動があり、大切にしていることがあります。それをベースとして社会における立場、家庭による役割が成立していきます。高齢者を理解するうえで、以下のような欲求が存在し、それを満たすことで満足感を得ることができるということを認識し、これに応えていくことが重要です。

- **生存欲**　元気で長生きしたい。安心して長生きしたい。
- **承認欲**　自分の存在、価値観、考え方を認めてほしい。過去を自慢したい。
- **知識欲**　自分の知っていることをみんなに伝えたい。
- **愛情欲**　愛情を感じたい。思いやりがほしい。語りかけがほしい。
- **安定欲**　社会や家族での役割がほしい。中心的存在でありたい。
- **連結欲**　仲間に加えてほしい。社交的でありたい。人の役に立ちたい。

[欲求を満たすグループ活動の視点]

高齢者のグループ活動は、どんな活動を行うかということよりも、活動を媒介にして「人と出会い、関わり合い、つながりたい」という欲求が満たされているのか、という視点が大切です。グループ活動に参加している高齢者一人ひとりの欲求の充足をはかることができるように、次のような視点を取り入れることが重要です。

- 参加者間に役割分担があり、グループ活動へ自発的に、意欲的に参加できる状況をつくる視点。

- プログラムに目標があり、その目標に沿ったものを継続的に行う。結果を重視するのではなく、過程を重視する視点。
- プログラムの内容を参加者主体にする視点。
- グループ活動を行うことで、元気や健康、運動を通じての生きがいや価値観を感じることができるようにする視点。

（4）身体機能面から見た活動の利用法

　グループ活動を利用すると、楽しみながら知らず知らずのうちに個人の持っている機能を維持したり、潜在能力を引き出すことができます。身体機能面では、グループ活動の要素を工夫することで、参加者の身体機能に働きかけることができます。また、グループ活動は簡単なものから、複雑なものまで段階があります。いきなり難易度の高いものを行っても効果はあがりません。はじめは簡単なものから行い、徐々に複雑なものに変えていき、参加者にとって少し挑戦が必要、だが達成できる、というくらいの難易度を発見してください。

[体重負荷]

　寝ている姿勢から座位になり、立って歩くまでには、自分の体を手足で支えることが必要になります。足で体重を支えることは、筋力を増強させ、骨を強くすることにも役立ちます。

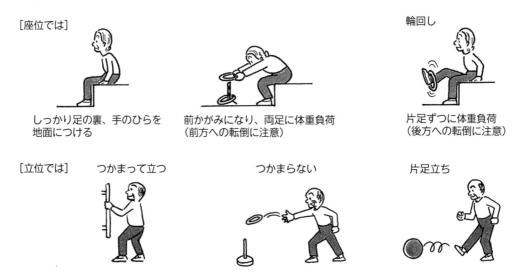

1 グループ活動のとらえ方

[バランス機能]

　加齢に伴って、重力や運動に対する全身のバランスを調整する機能が低下してきます。臥位から座位になったときにふらついたり、怖いと訴えたりするのもこの機能の低下による場合があります。床や椅子など身体に接している面(支持基底面)から上肢や体幹が逸脱すると不安定になります。また、手を上げたり、頭の上で何かを操作したりすると重心が高くなって不安定になり、バランスを崩しやすくなります。

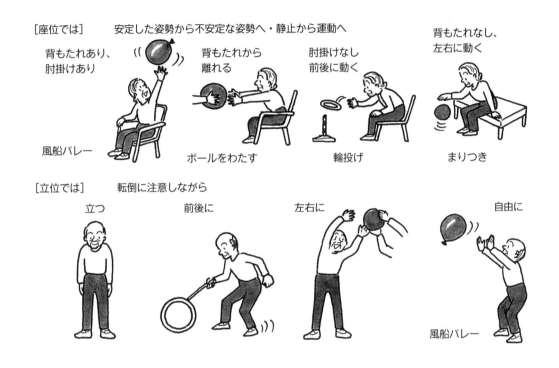

[身体の柔軟性]

　加齢に伴い手足や体幹は、少しずつ硬くなり、自由に動かなくなります。積極的に各関節を大きく動かす運動を取り入れていきましょう。寝たきりや転倒時の骨折の予防にもなります。

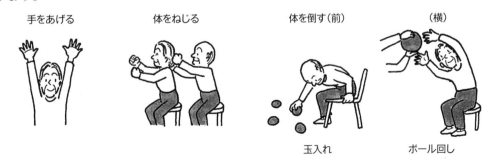

[体力]

　運動量が少ないと全身の体力が低下し、体を動かさないことで筋肉がやせ細ってきます。グループ活動で楽しく運動することで、知らず知らずに体力や筋力をつけていきましょう。意欲も体力アップにつれて増してくることでしょう。

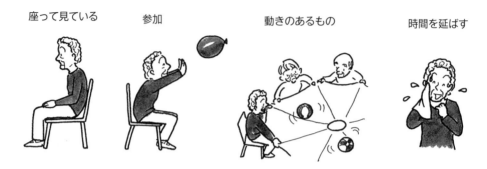

座って見ている　　参加　　動きのあるもの　　時間を延ばす

[巧緻性、左右の協調性]

　日常生活の中では、細かい関節の動きや左右両手の動作を求められることがあります。ボタンをかけるなどの細かな動きは、関節の動きづらさだけでなく、視覚の影響も受けます。また、両手が違う動きをしつつ、ひとつの動作を行うといった協調動作も低下していきます。そこで、両手の協調性や、細かい巧緻性を必要とする創作活動などもグループ活動に取り入れてみましょう。

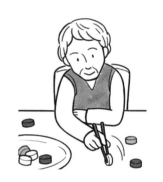

　個人の身体状況やニーズを把握し、職員側が目標設定を行うことでグループ活動を有効に利用していくことができます。しかし、グループの統制を考えると、参加者の機能がバラバラであればあるほど、個人に合ったプログラムを展開していくことが難しくなります。計画の段階で、どの程度まで個人を優先するような幅を持たせられるのかを考え、実施方法にも工夫が必要になってきます。

（5）精神機能面から見た活動の利用法

[記憶]

●長期記憶と短期記憶

　記憶の種類には、昔のことを覚えている「長期記憶」と、現在行っていることを覚えて

いる「短期記憶」があります。高齢になると、比較的過去に起こった記憶（長期記憶）のほうが保たれます。また、ほかにもレクリエーションの中で点数を覚えたり、ものの数を数えたりする「数字の記憶」や、どんなものを使ったかの物品を覚える要素（①もの回しや、②ものあてなど）を取り入れていきます。ものの名前を思い出す（想起）ゲームもよい刺激となります。ただし、あまりに難しいものはかえって負担となり、次回からの参加の妨げになりかねないので注意しましょう。

① もの回しゲーム

　参加者が輪になって座ります。ある地点からものを回して時間を測ります。その後、何が回ってきたかをあてるゲームです。段階づけとして、ものの個数を増やすなどができます。

② ものあてゲーム

　はじめに５つくらいの物品を見せて、視覚を遮断してあてるゲームです

● 見当識

　施設の生活は単調になりがちで、曜日ごとに生活内容（お風呂に入る日時など）が決定し、進行していく傾向があり、季節や月日などは、自分に関係ないものになりがちで、つい忘れてしまうことがあります。生活のリズムを確認するとともに、季節感や時間の感覚などを味わえるように、ホワイトボードなどを用いて年月日、時間などの確認をし、みんなで共有できるようにしましょう。

[感覚]

　施設では在宅生活に比べて、単調で感覚刺激が極端に少なくなってしまいます。このような刺激の少ない状況では、認知症が起こりやすいといわれています。そこで、頭を使うだけでなく、全身の感覚器官、特に五感（視覚・聴覚・嗅覚・味覚・触覚）を使うことが大切です。ほかにも重力に対し、自分の体の位置がどうなっているかを確認する前庭覚や、自分の体がどのように動いているかを確認する運動覚を感じ取れる活動を取り入れていきましょう。

[同時課題]

　人は生活をしていく中で、同時にいろいろなことを行っています。例えば、調理をするときは、やかんでお湯を沸かしながら、野菜を切るなど同時に課題をこなしています。高齢になると複数の課題に必要な注意を払い、正確に動作をすることが困難になってきます。そこで、２つの課題を提示し、同時にその課題を遂行していくような活動も取り入れてみてください。

[感情]

　感情面での健康、不健康には個人差が大きく、一概に判断することができません。ただ、個人の価値観や興味、関心などは反社会的な場合を除いては尊重するのが望ましいといえます。

　各人がどれだけ今の生活に適応した生活を送れているのかを、入所者の施設生活の中での感情面の判断の指標にすることができます。また、グループ活動を通した働きかけの中で、個人の状況を把握することも可能となります。そして、グループ活動の中で、自分らしい生活の確立に向けての支援ができます（図）。

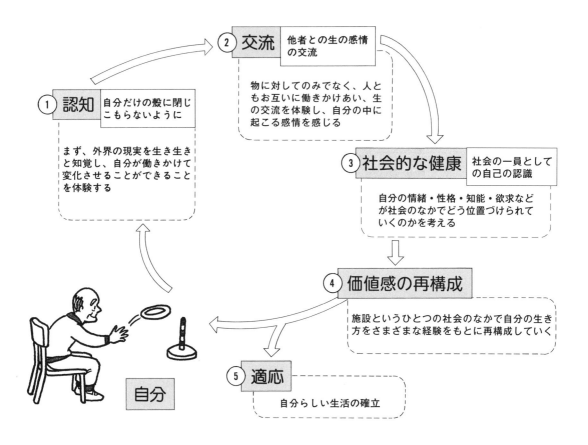

2 計画の手順と立案

（1）プログラムを考える前に

［ 施設の理念をもう一度確認する ］

　どんな施設にもその施設の「理念」が存在します。グループ活動を進めるにあたって、その理念に基づいて考えることが重要です。例えば、「地域に根付いた……」なら、グループ活動もおのずから地域に関連した計画を立てることになります。

［ グループ活動は、活動を行う前段階で決まる ］

　グループ活動はその場で考えて行うわけではありません。いろいろな情報や準備、人員配置などが必要になります。リーダーがグループ活動をイメージでき、いろいろな場面を想定できていれば、おのずと参加者から喜ばれるよいプログラムになります。

［ グループ活動には人の協力が必要 ］

　グループ活動にはいろいろな職員の協力が必要です。グループ活動担当の職員ではなくても、グループ活動までの送迎やそのほかのことに協力してもらわなければ成り立ちません。ほかの職員との事前の打ち合わせが必要になります。また、職員の人数が少ないにもかかわらず、無理にグループ活動を行うことは、大きな事故につながりかねません。

（2）プログラムを立案するときに考える要素

① 場所

　どこで行うかということは非常に重要です。場所の広さや天井の高さによってはできない活動があります。

② 時間

　業務のバランスから考えると、どのくらいの時間がかかるのか、ほかの業務に差支えることがないかを考える必要があります。対象者の立場から考えると、どのくらいの時間だと疲労を感じず、楽しく活動できるかの検討が必要です。

③ 費用面

　決められた予算内で考えましょう。費用をかけずとも目的を達成することはできます。

④ セッティング

　グループ活動では、道具の準備や机・椅子などの配置が必要です。邪魔にならないか、安全な配置か、活動の流れの中でどのような動きをするのかイメージして考えましょ

う。

⑤ **職員の動き・役割**

職員の動き方で、グループ活動の成功が決まるといっても過言ではありません。参加者のうち、介助を必要とする人には職員の配置が必要です。職員の動きと役割は事前にミーティングなどで詰めておきましょう。また、普段の生活場面から、グループ活動で起こりうるリスクを想定しておくことも重要です。

⑥ **流れ**

流れには必ず起承転結をつける必要があります。特にグループ活動では、はじめから激しい運動や課題を行うのではなく、徐々にギアを上げるようにしましょう。

起：挨拶、季節や日付けの確認、自己紹介、手遊び、準備体操などで、集団をほぐしていきます（アイスブレーキング）。グループの雰囲気を作ることが第一です。

承：少しずつ動きのあるゲームへと発展させていきます。リーダーが中心となって、集団をコントロールしていく必要があります。集団になじみがあるのであれば、スキンシップを使ってもかまいません。

転：メインのゲームを行います。心身ともに活動性があり、集中できるものや目的に沿ったものを考えます。グループの対抗戦でもよいでしょう。

結：締めくくりです。活動の振り返りや確認を行います。クールダウンを目的に整理体操や歌などで、活動の終了をはっきりさせます。

（3）計画の立て方・計画の手順

グループ活動を提供していくうえで重要になってくるのは、プログラムに参加している一人ひとりのニーズに基づいて目標を立てて支援していくことにあります。たとえ集団での活動であっても、個人の集まりであるため、個人を評価することが大切です。また、以下のように作成した計画を職員で共有することが大切です。「APIE プロセス」に沿って、グループ活動を展開しましょう。

［アセスメント（Assessment）］

アセスメントとは、対象者の情報を集め、その人のニーズを確認することです。集める情報としては、身体的な情報〔病歴・生活状況・感覚（視覚・聴覚など）・可動域・筋力・障がいの程度〕、認知的な情報〔記憶力・理解力・コミュニケーション力〕、精神的な情報〔対人関係・落着き・喜怒哀楽・協調性〕、社会的な情報〔家族・友人関係・役割・宗教〕などです。これらは、病院ではカルテ情報、施設では介護保険サービス提供書などに記載

計画立案事前シート

活動名		実施日	年　　　　月　　　　日
		記入者	

グループ目標

	参加者名	目標
①		
②		
③		
④		
⑤		
⑥		
⑦		
⑧		

スケジュール	リーダー A	役割	
	スタッフ B	役割	
	スタッフ C	役割	
	スタッフ D	役割	
	場所		
	必要物品		

配置

○：対象者　●：スタッフ

されています。

［計画（Planning）］

　アセスメントを基にグループ計画を立てていきます。ここで重要となるのはグループの目標設定です。まず、グループ活動で、どう楽しんでもらうか、何を得てもらいたいのかを考え、目標を設定しましょう。そして、その目標を基にグループ活動を決定し、展開していくためのプログラムを作成することが大切です。目標を達成するためには、何を提供すればよいのかを具体的にしながら、計画を作成するとよいでしょう。また、個人の目標設定を行ってください。ほかにも、配置や道具などあらかじめ想定しておかなくてはならないことがたくさんあります。計画立案事前シート（**図**）を参考に計画してください。

8章　グループ活動の実際

グループ観察記録シート

活動名			実施日	年　　月　　日
			記入者	

参加者の記録				スタッフの役割	
①		⑥		リーダーA	
②		⑦		スタッフB	
③		⑧		スタッフC	
④		⑨		スタッフD	
⑤		⑩			

グループ活動の記録	
時間	内容

集団の様子
配置・対人関係
個人の様子

①さん		⑥さん	
②さん		⑦さん	
③さん		⑧さん	
④さん		⑨さん	
⑤さん		⑩さん	
課題点		備考	

[実行（Implementation）]

　実際にレクリエーションを行うにあたって、職員それぞれに役割を割り振ります。例えば、メインの司会を務めるリーダー、進行を管理するタイムキーパーや介助が必要な人の隣で支援する職員などが必要です。リーダーの最も大きな役割は、進行させながら集団の様子を確認し、集団に入ることのできない人に関わって参加を促すことです。ただ面白い活動にするというだけでなく、一人ひとりの参加の目標を達成できるように進めてください。

集団内個人評価表

対象者		男・女		歳
グループ名			MMSE	点

評価年月日	/ / /	/ / /	/ / /
参加度			
覚醒度			
活動度			
発話の量			
落着き度			
指示理解			
状況の理解			
表情 コメント			
対人交流 コメント			
発語の質 コメント			
本人の満足度 コメント			
評価基準	1：悪い　　2：やや悪い　　3：ふつう　　4：やや良い　　5：良い		

集団後の変化			
道具の使用状況			
問題行動			
グループ内の役割			
備考			
記録者氏名			

［評価（Evaluation）］

　最低でも 2 種類の評価が必要です。ひとつはグループ活動そのものの評価、もうひとつは参加者一人ひとりの評価です。

●グループ活動の評価

　行ったグループ活動がどうだったかを評価するものです。時間配分とその時の状況を振り返ることで集団全体の様子を評価します。そして、目標達成、対人関係、個人の様子、次回への課題点などをみていきます。

●**個人評価**

個人活動記録票の例を**図**に示します（前ページの集団内個人評価表を参照）。参加度・覚醒度・活動量・発話の量・落着き度・指示理解・状況の理解・表情・対人交流・発語の質・本人の満足度について5段階で評価します。そして、集団後の変化・道具の使用状況・問題行動・グループ内の役割など特記すべき事項を記載しましょう。

［記録（record）］

それぞれの現場の実情に合った形式で、継続的に記録することが重要です。先に示した評価用紙以外にも施設の実情を考慮して記録用紙を作成しましょう。記録で大切なことは、グループ活動での記録を施設での生活に活用していくことです。また、職員が自身の行動や発言などについてどのような意図の支援をしようとしていたのか振り返りの機会をもち、時には意見の交換をしてください。その振り返りを生かして、参加者への継続的で有効な支援を提供していくことが大切です。

（4）集団の特性と利用法

人の集まりから生まれた集団は、時として思いもよらない力を発揮し、参加者に影響を与えます。このように集団と個人の相互作用により生まれる力関係を「集団力動」と呼びます。集団の力は肯定的に働くこともあれば、否定的に働くこともあります。否定的に働く例として個人の独自性を損なう場合があげられます。集団を利用するには、集団について理解することも大切です。

［集団（グループ）の構造］

●**パラレルグループ**

場を共有しているが、相互の関係がない状態。

（例）同じ机に座っているが、おのおのが編み物をしたり、折り紙をしたり、本を読んでいる。

●**サブグループ**

場を共有しているが、いくつかのグループに分かれている状態。グループ同士がつながりを持ったり持たなかったりしています。

（例）グループ対抗のゲーム。グループ内で答えを考え発表する。

●カリスマグループ

グループ内の個人個人がリーダーのもとにまとまっている状態。リーダーの指示でグループの動きが決まる専制的な場合、リーダーのもとにメンバーの意見をうまく取り入れることができる民主的な場合、リーダーはいるがメンバーに任せる放任的な場合などがあります。施設では、職員がリーダーを担いますので、リーダーは今どのようなグループを作っているのかを意識して進めましょう。

（例）リーダーが司会を行う。白板などに問題を書き、それを参加者が答えていく。

[集団構造因子]

●集団の大きさ

メンバーの規模は、4〜5人程度から12〜13人程度が最も機能するといわれています。大勢の集団になるとメンバー相互の関わりが希薄になり、大勢の中に埋もれて目立たなくなります。

●メンバーの等質性

年齢や性別、生活環境、障がいなど、お互いの差が小さい集団のほうが、メンバーの共通の理解が得やすい特徴があります。

●開放度

開放度とは、集団への参加の自由度のことです。参加者を固定する集団をクローズド、自由に参加できる集団をオープンといいます。クローズドの場合は、集団の統制度が高まります。オープンの場合は、誰でも参加しやすい反面、予測できないことが起こるかもしれません。

●集団の目標

その集団が何を目標とした集団かにより、参加者が決まります。集団がうまく機能していないときは、本来意図しない目標にずれてしまうことがあります。集団の目標が明確に示され、ある程度その目標を理解して参加したメンバーは、モチベーションや所属意識が高くなり、目標達成に非常に効果的です。

●時間・頻度・期間

グループ活動の内容によって時間は決まります。例えば、料理グループの場合は、昼食や夕食の時間に合わせた活動が必要になります。参加者にとっての負担と効果を考え、1回の時間をどの程度に設定するか、週に何回かといった頻度を決定します。生活リズムの調

整をする集団であれば、短時間であったり、週の回数が少なすぎると効果がありません。もし目標達成に時間がかかるときは、3カ月間、6カ月間と活動を継続する必要がありますが、マンネリ化してしまい目標が不明瞭になってしまわないよう注意が必要です。

3 活動の実際

(1) グループ活動の基本

[目的を明確にする]

　施設では、行事や日常生活のリズムをつけるためにグループ活動を取り入れることが多くみられます。おのおののグループ活動に合った目的で、グループのメンバーや活動内容、場所などを設定しましょう。

[季節感のある行事を取り入れる]

　1年間の行事が大まかに決められていると、施設での単調な生活にメリハリがつき、目的を持ってもらうことにつながります。特に季節感のある行事を取り入れて楽しみを提供することが大切です。

　（例）　4月：花見　　8月：夏祭り（盆踊り）　　12月：クリスマス

(2) グループ活動のいろいろ

[クラブ活動]

　クラブ活動としてグループを形成する場合、同じ趣味や目的のある人で集まることができます。その場合は、共通の体験を話し合えたり、共感し合えたりとよい効果が期待できます。

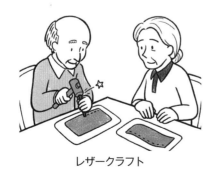

レザークラフト　　　　　　　俳句をつくる

[居室単位での活動]

　同じ居室、ユニット単位において毎日の生活リズムを整えていくことを目的に、グループで行動することがあります。同じ部屋の人やなじみのある人が活動に参加していると、活動性の低い人も、次には「行ってみようかしら」という気持ちが生まれ、興味を示し始めてくれるかもしれません。

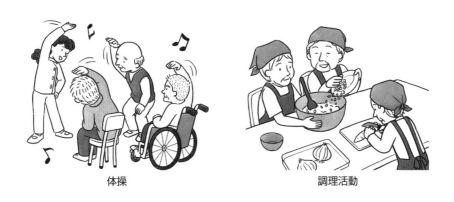

体操　　　　　　　　　　調理活動

[施設全体での活動]

　施設内の行事として、レクリエーションを行うときは参加者が50～100名以上の規模になることもあります。この場合、施設の職員総出でのイベントになりますので、トイレや緊急時の対応などを考えておく必要があります。参加者の人数が多いと、地域住民のボランティアなど外部の人に協力を求めることもあり、核となる職員が全体を見渡して、指示できる体制を整えていく必要があります。核となる職員が一目で分かるようにしておくことも重要です。

（3）グループ活動の実際

　グループ活動を行ううえで、まず大切なことは自主的に積極性を持って参加してもらえるかどうかです。自己選択や自己決定を重視して、参加するかどうかはなるべく本人の意志を尊重しましょう。

　しかし、体力の低下が著しいなど身体的な理由が参加の妨げになっている場合は、少し無理をしてでも参加してもらうことで、本人の能力が高まり、意欲が出てくることもあります。参加してもらえるように工夫したり、少し背中を押すこともやってみましょう。

[声かけ]

●認識のしっかりした人

認識のしっかりした人には、今からやろうとするレクリエーションの内容や目的を説明し、ぜひ参加してほしいという気持ちを伝えます。そして、最終的には本人の意志を確認しましょう。

●行きたくないという返事が返ってきた場合

行きたくない理由が納得できるものであれば尊重しましょう。きっかけがあれば参加を促せそうな場合は工夫をしてみてください。参加の動機づけにつながる要素を考えましょう。あくまで本人の意志を尊重する立場をとりながらも、その人の意欲につながる声かけを見つけてください。

●理解力が低い人

認知症などで理解力が低下している場合は、生活のリズムづけや活動性を保障する場所としてレクリエーションやグループ活動は欠かせないものです。参加を促す工夫は、より大切になります。多くの情報を示して誘うことで混乱をきたすケースもあります。簡潔に状況を伝えたほうが安心感を得られやすくなります。

●意欲のない人、拒否した人

実際にレクリエーションが始まれば、状況理解が進み、自ら参加してくれる場合もあるので、集団が見える場所まで呼んでくる、あるいは、その人の近くで活動をするといった工夫ができます。

[出席をとる・導入]

集まったら、出席をとる、自己紹介をするなどして、参加者の確認をします。このときにはフルネームで呼ぶようにしましょう。名前は固有のものであり、自己の存在の確認や肯定につながります。また、自分の参加するべき場であることを確認でき、安心感にもつながります。さらに、自分の名前などを自己紹介して自己の存在を他者にアピールすることで、集団の一員としての自分の確認から他者へも目が向けられます。導入として、体調のことや季節のことなどを会話に盛り込むようにしましょう。日付の確認なども有効です。

[プログラムの中心となる種目]

●ストレス解消

集団に参加することは、日常から少し離れた体験となり、参加するだけでもストレス解

消、気分転換の効果を期待できます。また、運動することは筋力のみならず、循環機能や呼吸機能なども活発にし、全身の生理的な機能を促進します。またそれが脳に働いて心地よさにつながり、精神的な安定を得られやすくする効果があります。

●対人交流の場の提供

集団の中で生活するということは、人間の基本的欲求といえます。集団に加わることで、参加者に少しでも心地よい対人交流を保障していきたいという立場で私たちは働きかけていきます。生活場面とつながった場所で、他者や自分の普段は使わない能力を確認したり、ユニークなことを認めたりすることで、入所者同士の理解が深まります。また、職員と参加者、参加者同士の関係をみることで、うまく付き合う方法が見習えます。

入所してすぐの場合や、対人関係の築きにくい場合などは、職員が参加者同士の関係を設定すると、集団を介して交流しやすくなります。ただ、できないところを手伝ってもらうということが、上下関係につながらないよう注意を払う必要があります。

●安心して参加できる場の提供

施設には個室も増えてきましたが、多床室もまだあり、その場合、ベッドのみが自分だけの空間になってしまいます。それを考えるとレクリエーションなどへの参加は、社会参加という意味での参加、すなわち居室とは違った緊張感や、解放感をもつことのできる場になります。参加者一人ひとりが安心して心地よく参加できる場であることも重要な要素です。

●自信づけ

施設での生活では、何かをやり遂げたり、何かを完成させたりして、自分の能力を発揮し再確認する経験が少なくなります。すると自分に対するマイナスの評価ばかりが先行してしまい、自信を得たり、自分のよさを確認したりする機会が少なくなります。その悪循環が身体機能や精神機能に影響を与えます。グループ活動の中で、どんなことでも自信を持てることを見つけるのも大きな目的になります。そのためには、「できないことをできるようにする」ことも大切ですが、できることを行い、できたことに対する評価を集団の中でアピールしていくことが大切です。また、前回より少しでもよくなった変化を見逃さずに認めていくことが大切です。

（4）自己表現の場

自己表現の方法や内容は人によって違います。みんなの前で何かをする、みんなと一緒

に何かをするということは、何も話さなくても立派な自己表現になります。怒って途中で帰るという行動も自己表現のひとつといえます。もともと話すのがあまり好きではない人もいるので、無理なくできる範囲での表現を促すことから始めましょう。例えば、出席の返事、自己紹介で名前を言うなどです。みんなで一緒に発声することも表現のひとつといえます。表現の苦手そうな人には、職員が代弁することもひとつの方法でしょう。表現したことに対して、否定するのではなく、「すごいですね」「そうですか」など肯定的な反応をすることで、もっと表現が増えていきます。

（5）役割づくり

人間は社会の中で生きており、その社会の中でなんらかの役割を担っています。歳をとると役割は減少しますが、施設に入所するというできごとは、地域生活で担っていた役割、在宅で担っていた役割をも奪ってしまうことになりかねません。そのためどんなに些細なことでも役割を提供し、有用感を味わってもらうための支援が欠かせません。役割がある、他者の役に立っているという体験は、自己の存在を確認する意味で、本当に重要なものです。施設での生活では特に保障しにくい部分であり、職員の場面設定が必要です。「能力に合った役割を設定する」、「他者の世話をする」、「レクリエーションの手伝いをする」などが有用です。

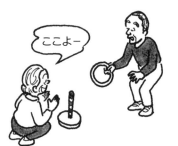
目の見えない人への介助

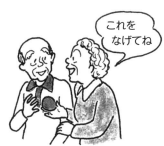
難聴の人への介助

［事例］　全体レクリエーションがきっかけで離床できた山口さん

山口さん（70歳　女性）は片麻痺でベッド生活が長く、入浴以外はベッドから離れることがありません。ベッドをギャッチアップしての風船バレーなどは好きで自分から行っています。しかし、離床を促すと拒否されることが多く、食事もベッド上で行うことが多いです。喫茶店や散歩などに誘ってもうまくいきません。強引に車いすに移乗することも試みましたが、「やめて」と大声を出し不穏になったりします。本当にこの人に離床が必要な

のか職員間でも意見が割れました。

そんな中で施設全体のレクリエーションが始まりましたが、山口さんは参加は無理だろうという職員の思いと忙しさが重なって、レクリエーション時には誰も声をかけませんでした。ところが、レクリエーションの楽しそうな笑い声が部屋まで聞こえたのか、3週間目のレクリエーションが終了し、4週間目には山口さんから「私も連れて行って」と声をかけてきました。その後は問題なく毎回車いすで参加できるようになりました。そして、端座位や移乗の能力も向上してきました。ついには、自分からベンチに座りたいという要望があり、レクリエーションの中にその場面を設定しました。ここまで、5年の歳月が過ぎましたが、あれほど嫌がっていた離床を、レクリエーションをきっかけに獲得することができました。自分からベンチにすわるという目標や意欲も生まれました。

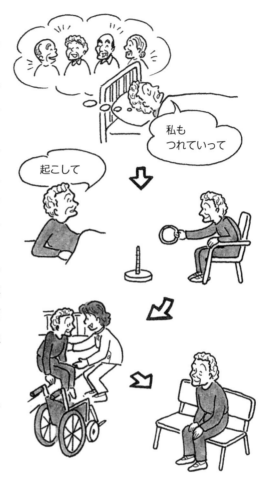

[事例] 名前で呼んでくれる人だけに心を許した谷本さん

谷本さん（90歳 女性）は大腿骨頸部骨折で入院しました。日常生活のほとんどをベッド上で過ごしています。移動はいつも車いすで介助が必要です。リハビリテーションは、拒否することが多くいつも嫌がっています。離床にはさほど拒否はみられません。食事もデイルームでとっています。リハビリテーションの拒否は続いているのですが、ある特定の職員がグループ活動に誘うと参加することができます。職員間の評価では、その職員個人のことが気に入っているのだろうということで、いつもその職員が誘いに行っていました。

しかし、谷本さんが退所されるときにその職員に言った言葉は、グループの中で、必ず「谷本さん」と名字で名前を呼んでくれる。そして、必ずほめてくれる。ほかの職員は、下の名前で話しかけるので嫌だったとのことでした。好きか嫌いかで物事を考えると、それ以上の対策はみつかりません。些細なことでもどのような行動が求められているのか、そ

8章　グループ活動の実際

の人にとって大切なことは何なのか、そして、理由は必ずあるはず、ととらえて考えていきましょう。

［事例］　安心を保障する

　山本さん（80歳代　女性）は車いす生活で、施設内の移動は自立しています。認知症状があり、「ものをとられた」などの発言がみられますが、いつもレクリエーションを楽しみにしています。この日も施設内のレクリエーションに参加していました。この日は、「手を動かそう」という目標で、タオルを使用した体操やボーリング大会などが行われました。しかし、開始当初から、山本さんはそわそわしています。ついには、落ち着きなく車いすで移動してどこかに行こうとしています。レクリエーションの担当職員は、山本さんをなだめたり、声かけしたり大変でした。それを見ていた職員があることに気がつきました。いつも山本さんが持っている鞄がないことに……。

　職員のひとりが、今日は両手を使用するから、鞄を車いすの後方にかけておいたのです。山本さんは、鞄が見えなくなって、どこに置いたか分からず、探しに行こうとしていたのでした。そこで職員が、山本さんの見える場所に鞄を置くと、安心し、その後は落ち着いてレクリエーションを楽しめました。

9章

多職種協働と支援

9章　多職種協働と支援

1　働く職種と入所者との関係

リハビリテーションは、その人の生活全体を支えるものですので、多様なものの見方と、多くの専門的な技術が必要です。ひとりではできませんし、もちろん、ひとつの専門職でも成し遂げることはできません。高齢者施設では職種の違いはあっても、職員みんなが知恵と技術を出し合い、集め、協力して、支援を進めていく必要があります。

（1）職種の専門性と役割

高齢者の介護・リハビリテーションの現場では、多くの職種が働いています。

・介護福祉士　・看護師　・理学療法士　・作業療法士　・介護支援専門員
・生活指導員　・医師　・栄養士　・歯科衛生士　など

職種によって役割が違い、その役割に応じた考え方、知識や技術があります。

個人の性質はさまざまですが、専門性からくる雰囲気、大事にしていることなどが似通っていると感じることもあるでしょう。それぞれの専門職は、お互いのことを知ろうとすること、尊重すること、批判しないことが大切です。

（2）入所者からみた専門職

入所者はまず、職種でひとくくりにして考えます。相談事や頼み事は人を見てすることもありますが、職種によって話す内容を分けていることは多くあります。

看護師は、医療・健康維持への判断について知識・基準をもつ人と認識され、どちらかというと指示、アドバイスをくれる人としてとらえられることが多いと思われます。

リハ職は、リハ室が“よそ行き”の自分を出せる場（お出かけの場、いい格好ができる場）と感じられる場合が多いため、普段の自分からは少し違った、あるいは、隠された自分の思いを話せる相手としてとらえられやすいと考えられます。

ケアマネジャーや生活指導員は、日々の付き合いが一番少ない相手になるかもしれません。普段の自分から少し離れた立場での意見を言いやすい相手になるでしょう。また、介護職やリハ職への不満なども話しやすい相手ともいえます。

では、介護職のことはどうとらえているでしょうか。入所者にとっては、日々の生活で実際に介助を依頼しないといけないため、遠慮や気兼ねがあるでしょう。しかし、生活場

面のちょっとした瞬間に、優しさや、寄り添ってくれる気持ちを感じることも多く、一番身近で、頼りがいがあり、心を許せる存在になっていくと考えられます。日々の気持ちの変化や心の奥底の想い、心の動きをついつい出してしまう相手になることが多いでしょう。

　それぞれの職種が、自分たちの立場を知り、その立場にいることで知ることができる情報を持ち寄って、多角的に入所者を知るための情報交換を行うことで、より深く利用者を知ることができます。

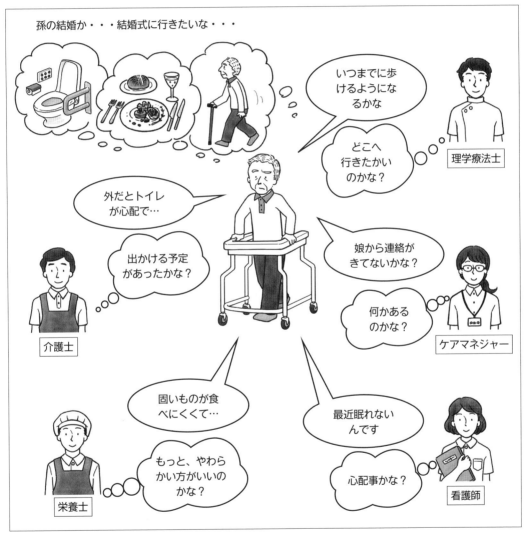

ひとつの心配事に対していろいろな表出があります。本当のところはどうしたいのか、何を訴えているのか、総合して考えていきましょう！

（3）入所者から得られやすい情報と共有の必要性

　入所者から得られる情報はフォーマルなものから、プライベートなものまでさまざまです。また、ひとりの職員だけに話されたこともあれば、たくさんの職員が聞いていることもあるでしょう。聞く人によって内容が違っていることもあると思います。人は、常に同じ気持ちで、同じことを言うとは限りません。得られた情報を総合して考えていきましょう。

［ 生活上の具体的な困りごとや、希望 ］

　職種によって、得たい情報や、必要な情報は異なり、それが他職種に告げられることもあります。職種の役割を知ったうえで、積極的に報告していきます。

［ 切実な思い ］

　身体の痛みや不調・心の痛み（ひとりで寂しい、家族に会いたいなど）については、ストレートな訴えがある場合もあれば、形を変えて出てくる場合もあります。

　しかし、切実な思いは、同じ人に繰り返し話したり、たくさんの人に訴えたりされるものです。そのようなときには、入居者がどのようなことを伝えたいと考えているのか、多くの人が意見を出して話し合ってみる必要があります。

［ 人との交流への欲求 ］

　職員への信頼感が出てくると、職員の家族のこと、興味を持っていること、体型のこと、服装やおしゃれのことなど、逆にいろいろな質問をされるようになってきます。これらの話題を集めて整理すると、入所者が何に興味を持っているのか、何の話をしたいのか知るきっかけになります。つまり、入所者と話した内容には、その人らしさを知るためのヒントがつまっているのです。

［ 家族の話題や帰宅願望 ］

　施設の入所者からは、「家に帰りたい」という訴えを聞く機会がよくあります。1・2章で述べたような、施設生活のデメリットの部分で何かのストレスを感じていないか、十分考える必要があります。在宅時の生活の様子や（楽しいと思っていたことは何か）、帰れたら何がしたいのかなどじっくりと話を聞くことが大切です。

（4）情報収集のタイミング

[ふたりきりになるタイミング]

集団生活で多くの目があるときは、話しにくいものです。入浴介助や排泄介助でふたりきりになるとき、ふたりで散歩に行ったときなどが、普段感じていても訴えられないことや話しにくい思いを聞くチャンスです。普段から安心できる関係を作ることを心がけ、自然に話せるような雰囲気づくりをしてください。とにかく慌てずゆっくりと傾聴します。他職種と共有しなければならないような大事な話や、プライベートなこと、ひとりで抱えにくい内容が含まれているときは、「○○さんにも相談していいでしょうか？」など情報提供の承認を得るようにしましょう。

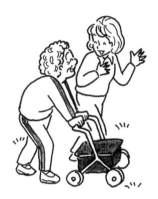

[普段と違う行動（キョロキョロするなど）をするタイミング]

何かを発信したいとき、欲求があるときは、行動に表れることが多いものです。例えば、家族の面会を待っているときに入口の方を何回も見て落ち着かない、トイレに行きたくなったときに立ち上がりかけるなどがよくみられます。入所者の様子を普段から観察して、違和感（いつもと違うこと）には「○○かな」という予想・仮定をもとに積極的に声かけをしてみてください。

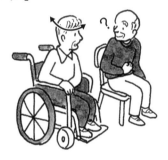

> ケアマネジャーや生活指導員は、家族と接することも多いでしょう。家族から見た入所者という違った側面での情報を得ることができます。

2　多職種が協働することで何ができるか

（1）入所者支援と目標設定

高齢期というと、老化・機能低下というイメージが強く、支援目標は「機能を維持すること」や、「現在の生活を継続すること」など、消極的なものになりがちです。そうなると、施設自体に元気がなくなってきてしまいます。

入所者や職員が元気に活動するには、みんなが共通の目標を持って前向きになることが近道になります。高齢であることや、できることが少ないことなどを理由にしないで、小さなことから、大きなことまでいろいろな次元で目標を立てて支援を進めていきましょう

（2）入所者主体の目標の設定

目標は、入所者、家族の気持ち・思いをすくい取って決定します。（→ p.174 参照）
「もう一回、家に帰ってみたい」「お寿司を食べに行きたい」などは、かなわない夢として聞き流してしまうことが多いですが、大切な目標ととらえていくこともできます。どんなに難しそうなことでも、入所者がイメージした具体的な目標です。その思いを大事にして、実現に向けてひとつずつ段階を設定していくことで、日々の生活が、前向きなものになるはずです。

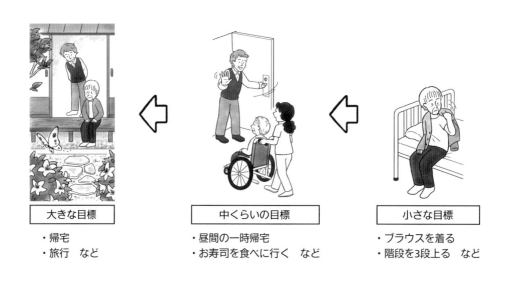

大きな目標	中くらいの目標	小さな目標
・帰宅 ・旅行　など	・昼間の一時帰宅 ・お寿司を食べに行く　など	・ブラウスを着る ・階段を3段上る　など

（3）目標の実現に向けた取り組み

入所者の考える目標に向けて、些細なことにも実現可能な具体的な目標を設定します。その目標を共有することで、日々の生活介護、リハビリ、看護に目標が生まれます。それぞれの目標が現実的になると、利用者と職員の間で前向きな会話が生まれます。また、職員間でも目標についての情報交換が自然に生じてきます。達成できるとみんなで喜ぶこともできます。

2　多職種が協働することで何ができるか

［症例］　連携によって自宅退所しその人らしさを取り戻した太田さん

　太田さん（87歳　女性）は、数年前から認知症状がひどくなりました。加えて自宅で何度も転倒し、骨折を繰り返していました。手術をするほどではなかったため、同居している息子さんは、認知症がひどくなることを考えて、入院は断り、自宅での介護を続けていました。

　昨年、ベッドわきで尻もちをついて腰椎を圧迫骨折し、ほとんど動けない状態になってしまいました。ちょうどそのとき、息子さんは脳梗塞で軽い片麻痺を起こし、太田さんは入院することになりました。

　病院で混乱した太田さんは点滴を抜くなどの行動があり、仕方なく拘束され、寝たきりとなり、四肢の拘縮が出てきました。その後、退院し、当施設へ入所してきました。介護者への暴言・暴力があり、片麻痺から回復した息子さんは自宅へ連れて帰りたいたいとの思いをもっていました。

　太田さんは元気なころは、穏やかな性格で、何についても感謝の気持ちをもって、ありがとうという言葉を忘れない人であり、その思いから自宅介護の希望を捨てきれないようでした。

　太田さん自身も家に帰りたいと訴えていたことから、要介護5で食事にも介助を要する状況でしたが、作業療法士を中心に自宅への退所に向けてのアプローチが始まりました。看護師が、医師と連絡を密にとり、薬の調整をすることで、暴力はめっきり少なくなり、以前の太田さんらしさが戻ってきました。介護士は、おむつ交換や食事介助の方法を工夫し、息子さんの練習に付き合いました。作業療法士は、太田さん自身と介護者にとって楽な移乗の工夫をし、介護職員に伝達し日常生活に取り入れてもらいました。関連する職種が集まって、どうすれば太田さんが自宅で気持ちよく生活できるのか話し合いを繰り返しました。

　6カ月後、1泊の外泊をしてみることになりました。自宅に送り届け、翌日昼頃に迎えに行くとげっそりした息子さんが「いけると思ったけど無理です。一晩中大きな声で私を呼ぶんです。こっちの頭がおかしくなりそうです・・・」ときつい調子でうったえました。しばらくは息子さんに休養してもらったほうがよい、と考えていましたが、翌日息子さんから「昨日は取りみだしてすみません、家に連れて帰るかはもう一回考えてみます。」と電話がかかってきました。

　外泊中のできごとを聞いてみると、夜寝る前までは、太田さんは落ち着いていて、夕食も「おいしい、おいしい」と言って全部平らげ、寝る前には手を合わせて「ありがとう・・」と言ったそうです。息子さんは以前の優しかった母が戻ってきた、と本当にうれしい気持ちでいっぱいで、家に連れて帰ってあげてよかったとしみじみ考えたそうです。しかし、数時間経つと、「ちょっと来て～」「誰か～」と呼びはじめ、近くにいると落ちつき、離れ

177

るとまた呼ぶという状態が続きました。

　作業療法士は、息子さんの大変さに共感し、通所サービスや訪問サービスを利用することで介護負担を軽減できることや、いつでも入所できることなど説明し、不安を減らせるようなアドバイスをしました。

　その後、太田さんは自宅退所しました。息子さんは3年間自宅介護を継続し、最後は自宅で看取ることができました。そのときの達成感に満ちた息子さんの顔は忘れることができません。太田さんも自宅では、「おかげさまで」「ありがとう」と周りの人を幸せにするいい「おばあちゃん」で居続けることができていました。

3 情報交換の実際と工夫

（1）情報共有の難しさ

●職種の特性・違い

　それぞれが、自分の思いや、知識を主張するだけではよい支援はできません。どの職種も、まず入所者のことを第一に考え、またお互いの役割を理解し、尊重しあう気持ちで連携することが大切です。

●勤務形態・勤務時間の違い

　入所施設は、24時間体制での勤務が必要で、職員全体が一堂に会し、情報を共有することが難しい勤務体制になっています。同じフロアで働く職員同士でも、情報共有のためには意識的に行動する必要があります。

●情報自体の煩雑さ

　共有しなければならない情報は、健康状態に関するものや訴え、通院や外出予定、服薬の変更など日々刻々と変わる事項や、入所者からの要望や訴え、家族からの連絡事項や要望、入所者の日々の姿勢や移乗の情報に関する評価内容や工夫、介護の目標の変更などじつに多種多様です。そしてまた、その一つひとつに、緊急性など、判断が必要な要素があります。これらの内容をすべての職員が同じように把握することは不可能といえます。

●情報交換のタイミング

　入所者の生活介護は常に継続されています。リハビリテーションスタッフや看護師は一人ひとりに合わせてスケジュールを立てて動いています。ケアマネジャーや生活指導員は外部との連絡などで、予定外の時間を割かれることも多いでしょう。それぞれの業務形態

が違っている中で、情報を適切なタイミングで伝えられないときは、忙しすぎて忘れてしまったり後回しになってしまうなど、情報の流れが途切れる可能性が大きくなります。

（2）情報共有への工夫

情報共有を適切に行うためには、①システムをしっかり作ること　②すべての職員が情報交換の必要性を認識して、重なりを気にせずに報告・連絡・確認する意識をもつことが欠かせません。

入所者からの情報をもっとも多く収集できるのは、普段からケアに携わっている介護職員です。介護職員を中心とした、情報連絡網を作っていきましょう。

[文章を用いた情報交換・記録]

事務的な連絡事項は、必ず共有できるシステムを作りましょう。

・健康状態に関するものや訴え（食事摂取量・咳や発熱・下痢があったなど）
・通院や外出予定
・家族からの連絡事項
・服薬内容の変更など

日々刻々と変わる事項や、入所者からの要望や訴えについては、必ず書面で残し、みんなの目につきやすいような工夫をしましょう。

また、予定が完了したり、次の報告に移るときにもそれが分かるよう明確に記録します。

[報告]

日々の仕事の最中に急な連絡や報告があると、ついつい抜けや、漏れが出てきてしまいます。これをなくすためには、複数人でチェックし合うことが必要です。必要なことはすぐに対応すること、メモをとること、メモを残して伝えることなど、こまめに対応することを習慣づけてください。

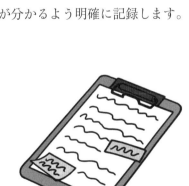

● 顔を合わせての情報交換

業務中、特に対人サービス中は受け手側にも配慮した報告のタイミングが求められます。職員同士の業務内容を観察して、理解してタイミングを計ってください。

● 緊急性のあること

緊急性が高いときの優先順位の判断も重要です。ところが、重要度を最初から適切に判断することは容易ではありません。普段からお互いに重要度を確認しながら、共通理解できるように進めていきましょう。

[雑談の中で分かること（利用者の行動の情報共有）]

情報としての重要度が低いと感じても、支援のためや、その人を理解するために大切な情報はたくさんあります。

些細なことでも生活上のできごとを報告し合ってください。そのできごとについて知っていることや裏付けとする知識が、人によって、職種によって、たくさん出てくることがあります。みんなで共有してああでもない、こうでもないと話すことが入居者の"その人らしさ"を知るための近道となります。

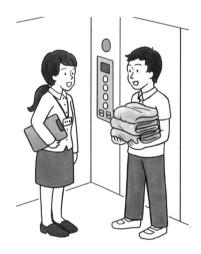

エレベーターなどでのちょっとした会話の中にも、入居者を知るヒントがあります

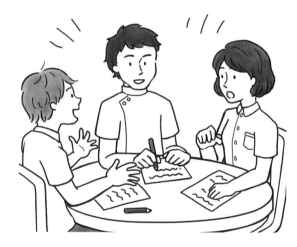

申し送りのときに、夜勤の人へはメモを貼っておく、不在の人にはメールするなど、みんなで共有できるようにしておきましょう

索 引

欧文

ADL……………………128
APIE プロセス……………158
BPSD………………85, 97
IADL……………………129
ICF（国際生活機能分類）……9
QOL………………129, 132

あ行

アクティブ・リスニング……22
アセスメント……………158
アルツハイマー型認知症……86
移乗，車いすへの…………51
痛み………………………34
意欲低下…………………26
訴え…………………21, 23
運動性構音障害……………112
運動の効果…………………89
栄養ケア………………122, 123
栄養評価………………122, 123
起き上がる…………………52

か行

片麻痺…………………46, 68
活動を理解する視点………118
下半身麻痺…………………46
感音難聴…………………108
感覚刺激…………92, 102, 155
記憶障害……………86, 111
起居動作………………65, 80
義歯……………138, 139, 144
機能維持………………134, 149

ギャッチアップ……………81
起立性低血圧…………55, 62
空間認知障害………………86
空間認知能力………………93
クラブ活動…………………164
グループ活動………………148
ケアプラン…………………14
計画立案事前シート………159
血管性認知症………………87
健康管理…………………88
幻視………………………87
見当識……………84, 91, 155
見当識障害…………………86
更衣………………………120
口腔衛生管理………………134
口腔機能…………………134
口腔機能トレーニング……140
口腔ケア…………………134
口腔サルコペニア…………135
口腔体操………134, 141, 142
口腔清掃………134, 135, 136, 145
拘縮………………………62, 65
行動・心理症状……………94
誤嚥………………………136
個人活動記録票………161, 162
骨折………………………39
骨粗鬆症…………………62
コミュニケーション
………………106, 107, 148
コミュニケーション障がい
………………………106, 111

さ行

作業歴……………………97

サルコペニア………………122
歯科連携…………………145
自己決定………………14, 50
自己表現…………………167
自助具……………………126
姿勢，食事時の……………126
失語症……………………109
社会参加………………15, 167
重心移動…………………76, 78
集団（グループ）の構造…162
集団構造因子………………163
集団生活……………………4
集団力動…………………162
柔軟性……………………153
循環障害…………………64, 43
常同行動…………………87
情報共有………178, 179, 180
情報収集…………………175
食事介助…………………125
食事形態…………………126
食事支援…………………124
食事スタイル………………126
食思の低下…………………127
人格………………………19
信頼関係…………………21
座る体力…………………49
生活・活動…………………116
生活習慣……………………4
生活の質………………14, 129
生活の目的…………………6
清掃道具，口腔の…………138
整容………………………120
摂食・嚥下のメカニズム……124
セルフケア…………………128
前頭側頭型認知症…………87

た行

ターミナル期 …………………128
ターミナル期の食事 …………128
体位変換 ………………………79
体重負荷 ………………………152
対人関係 ………………………20
対人関係の乱れ ………………21
対人交流 ………………………167
体力の維持 ……………………33
他職種連携 ……………………146
立ち上がり動作 ………………73
立ち上がり動作練習 …………75
短期記憶 ………………………154
段差昇降，杖を使用した……70
聴覚障害 ………………………109
長期臥床 ………………………79
長期記憶 ………………………154
鎮痛 ……………………………47
杖のつき方 ……………………69
杖歩行 …………………………69
適応 ……………………16, 17
適応の過程 ……………16, 18
適切な環境 ……………………5
手続き記憶 ……………………93
伝音難聴 ………………………108
転倒 ……………………………39
同時課題 ………………………155
床ずれ（褥創）………………64

取り繕い ………………………86

な行

なじみの関係 …………………86
入所施設 ………………………2
認知機能 ………………………149
認知症状 ………………85, 86, 88
認知症の予防 …………………6
認知症リハビリテーション‥90
寝返り …………………………79
寝たきりの予防 ………………6
ノンバーバルコミュニケーション
　…………………………107

は行

パーキンソン症状…………87
パーソン・センタード・ケア
　…………………………91
バーバルコミュニケーション
　…………………………107
排泄 ……………………………121
排泄動作 ………………………44
バイタルサイン ………………61
廃用性症候群 …………………62
バランス機能 …………72, 153
ピック病 ………………………87
評価，グループ活動の………161

片麻痺 …………………46, 68
包括的口腔ケア …………144
歩行介助 ………………………71
歩行周期（歩行サイクル）…66
歩行動作 ………………32, 66
補聴器 …………………………109

ま行

看取り …………………………145

や行

役割 ……………………………168
役割活動 ………………………132
よそ行き感 ……………………96
欲求 ……………………………151
欲求の段階 ……………………25

ら行

立位の安定 ……………………72
リハビリテーション ……5, 129
リハビリテーションの目的…5
レクリエーション ……………101
レビー小体型認知症 …………87
老人性難聴 ……………………108

183

<ruby>高齢者施設<rt>こうれいしゃししせつ</rt></ruby>のリハビリテーション 第2版

発 行	1995年8月20日　第1版第1刷
	2004年4月5日　第1版第9刷
	2025年3月1日　第2版第1刷ⓒ
編 集	出口めぐみ・鼓　太志
発行者	青山　智
発行所	株式会社 三輪書店
	〒113-0033　東京都文京区本郷6-17-9　本郷綱ビル
	☎03-3816-7796　FAX 03-3816-7756
	http://www.miwapubl.com
印刷所	三報社印刷 株式会社

※本書は1995年発行『老人施設のリハビリテーション』を改題して内容を改訂したものです.

本書の無断複写・複製・転載は,著作権・出版権の侵害となることがありますのでご注意ください.

ISBN978-4-89590-844-3 C3047

JCOPY 〈出版者著作権管理機構　委託出版物〉
本書の無断複製は著作権法上での例外を除き禁じられています.
複製される場合は,そのつど事前に,出版者著作権管理機構
(電話 03-5244-5088,FAX 03-5244-5089,e-mail:info@
jcopy.or.jp)の許諾を得てください.